やる気がない！
落ち着きがない！
ミスが多い！

子どもの「言っても直らない」は副腎疲労が原因だった

スクエアクリニック
院　長　本間良子
副院長　本間龍介

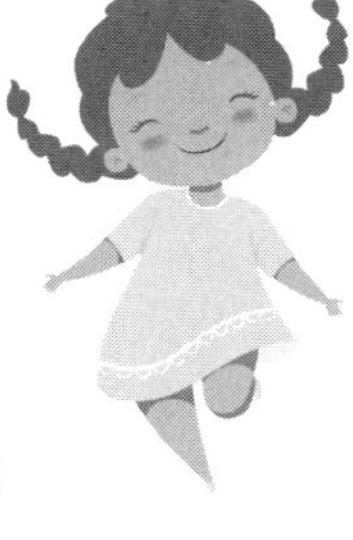

青春出版社

はじめに

そのやる気や落ち着きのなさは、本来の性格ではありません

「うちの子、落ち着きがないんです」

「すぐ、〝だるい〟〝疲れた〟と言います」

「テストでうっかりミスばかりしています」

思わず「うちもそう！」とうなずいているお母さんが多いのではないでしょうか。

やる気がない、集中力が続かない、落ち着きがない、すぐ「だるい」「疲れた」と言う、いつも機嫌が悪い、テストでうっかりミスが多い、姿勢がダラッとしている……。クリニックにも、そんなお子さんの相談が増えています。

そんなわが子に「ちゃんとしなさい！」「何度言ったらわかるの！」「どうして先生の話をしっかり聞けないの？」などと叱ったことはありませんか？

でも、もしかするとその状態は、子どもの性格でも心の問題でもなく、「副腎疲労《ふくじんひろう》」が原因かもしれません。

副腎疲労の詳しい説明は置いておいて、まずは左の項目で、普段のお子さんの様子に当てはまるものをチェックしてみてください。

- ☐ 朝、起きられない↓27ページ
- ☐ 落ち着きがなく、多動気味↓45ページ
- ☐ 何事も面倒くさがり、やる気がない↓36ページ
- ☐ テストでケアレスミスや字の書き間違いが多い↓53ページ
- ☐ 腹痛や頭痛を訴えるが、検査しても異常なし↓74ページ
- ☐ 集中力が続かず、ボーッとしていることが多い↓103ページ
- ☐ こわがりで不安になりやすい↓61ページ
- ☐ 好き嫌いが多い↓71ページ
- ☐ 夜尿症またはおもらしが治らない↓82ページ

□アレルギー体質で、いつもイライラしている→66ページ

いかがでしたか？

「えっ、こんな症状まで副腎疲労が関係しているの？」

と驚かれたかもしれませんね。

そうなんです。副腎が疲れていると、本人がいくら気合いを入れても、やる気スイッチは入らないし、集中力も続かない。朝起きるとぐったりしていて子どもらしい元気がない。いくらちゃんとしようと気をつけても、字を正確に読めないので字を書き間違えてしまう……といったことが起こってきます。

そうなると、家庭や学校ではどのようなことが起こるでしょうか。

必然的に、まわりの大人からは、いつも叱られたり、注意されたりしてしまいます。

たとえば、子どもが腹痛や頭痛を訴えてもすぐ治ってしまうので、「学校に行きたくないからでしょ」「また仮病《けびょう》を使って」と叱られる。

朝なかなか起きられないのに、夕方になると元気になるので、「夜更かしばかりしているからよ」「ゲームのやりすぎよ」と叱られる。

親が注意しても言うとおりにできないので「何度言ってもわからない」「言うことを聞かない」と叱られる。

こうして子どもは自信を失っていき、自己肯定感は下がる一方です。

子どもだけではありません。なかには、「親の育て方が悪い」と言われて、傷ついているお母さんもいるのです。

●「副腎疲労」を知っていますか？

副腎疲労（アドレナル・ファティーグ）という言葉を聞いたことはありますか？

文字どおり、「副腎」が疲れている状態を指します。

副腎とは、ホルモンの工場と呼ばれる臓器です。

副腎はその漢字のイメージから、腎臓のサポートをしているようなものと誤解されがちですが、そうではありません。

副腎は、ホルモンを生産・分泌している内分泌器官です。腎臓と同じように左右に2つあり、腎臓の上にちょこんと乗っかるように存在しています（23ページイラスト参照）。大きさはクルミほどの小さな臓器ですが、その働きはとても重要。

ホルモンを生産・分泌する内分泌器官は、副腎のほかにも甲状腺《こうじょうせん》、精巣《せいそう》や卵巣《らんそう》、すい臓、脳にある下垂体《かすいたい》や松果体《しょうかたい》などがあります。内分泌器官から分泌されるホルモンはすべてつながって作用していますが、なかでも副腎はすべてのホルモン分泌の土台の役割を担っています。

土台となっている副腎がきちんと働き、ホルモンが正常に分泌されなければ、全身のホルモンのバランスが崩れてしまいます。

小さな小さな臓器であるにもかかわらず、副腎には全身のホルモンを左右するほどの影響力があるのです。

なにせ、副腎がつくり出すホルモンは50種類以上！

やる気や集中力・注意力・記憶力・感情のコントロールなどにも密接な関わりがあ

るのです。

その副腎が疲れている人が増えています。大人はもちろん、子どもまで。でも、副腎疲労は適切に対処すれば、改善していきます（副腎疲労については第1章でお話しします）。

落ち着きがない、ミスが多い、不安になりやすい、打たれ弱い……今まで「性格の問題」「心の問題」「しつけの問題」とされていた脳神経のトラブルが、この本で紹介する「副腎ケア」で改善する例は少なくありません。

私たちは、日本でほとんど「副腎疲労」という言葉さえまだ知られていない10年ほど前に、日本で初めての「アドレナル・ファティーグ（副腎疲労）外来」を立ち上げました。

きっかけは、たまたま副院長である夫の龍介が長い間、副腎疲労に苦しんでいたことからでした。

うつ病でもなく、やる気がないわけでもないのに原因不明の体調不良に悩み、出口のない迷路にはまり込んだようになっていたとき、ネットで「アドレナル・ファティーグ（副腎疲労）」という言葉に出会ったのです。

それが「アドレナル・ファティーグ（副腎疲労）」という概念を提唱したアメリカの医師、ジェームズ・L・ウィルソン博士との出会いでした。

夫は当時、今ならクリニックで3カ月から半年ほどかけて行う治療を、渡米を繰り返しながら3～4年かけて行い、症状が少しずつ改善していったのです。

それ以来、夫婦でウィルソン博士の講義を受けるようになりました。

最近ではようやく日本でも「副腎疲労」が知られるようになりましたが、情報は常に進化しています。私たちはたびたび渡米をしながら、常に新しい情報交換をし、今でも日々勉強を続けています。

そんなか、近年は副腎疲労治療を応用し、認知症状や自閉症など脳のトラブルにも治療効果を上げてきました。

食生活をちょっと変えるだけで、子どもは大きく変わる！

その後、クリニックではとくに発達障害や自閉症の治療の話を表立ってしていたわけではありませんが、少しずつ発達障害のお子さんの受診が増えていきました。

私たちももっと勉強が必要だと思い、また何度も渡米を繰り返して経験を積み、日本人で初めて「米国発達障害児バイオロジカル治療学会（Medical Academy of Pediatric Special Needs：通称MAPS）フェロー」を夫婦でいただきました。

MAPSは世界における最先端の自閉症児治療法の普及につとめている医学組織で、学習障害や自閉症スペクトラム、ADHD（注意欠陥多動性障害）など発達障害の治療に高い実績を上げています。

日本では発達障害のお子さんにできることといえば、まだ療育（発達支援）をするくらいしかありません。一方、アメリカではさまざまなアプローチがあります。

ＭＡＰＳのフェローをいただくには、本書でもこのあとお話しするマイコトキシン（カビ毒）や有機化合物、有害重金属、肝臓のケア、遺伝子のケア、原始反射など、ありとあらゆるものを勉強してテストを受けなければなりません。また、アメリカのバイオロジカル療法を行っている医師の臨床について、実際の治療の現場で指導をしていただく必要もありました。

日本で診療を続けながら、夫婦で勉強のために何度も渡米をするのはなかなか大変でしたが、今は本当によかった、と思っています。

クリニックでは、ただアメリカで学んだことをそのまま日本の子どもに施すのではなく、日本の風土や特徴に合わせて応用しています。

「あんなに無気力だった子が、やる気に満ちています」

「えっ、まるで別人みたいに落ち着いた」

「勉強なんて無理、と思っていたのに入試に受かって驚いた」

という声をたくさんいただきます。

この本では、最新の情報や、臨床現場での実感に基づいて、食べものや生活環境をちょっと変えるだけで、子どもが劇的に変わっていく方法を紹介します。

子どもたちは、どんな子も本当はやる気に満ちていて、必ず能力を持っています。

本当は力があるのに学習障害で漢字が苦手なせいで勉強が嫌いになる子、英語でつまずいて学校に行くのが嫌になる子、学校や家庭で「ちゃんとやりなさい」「しっかりしなさい」と叱られ続け、自分はダメだと自己評価が低くなってしまう子……。

そんな状態が何年も続いたら、本当の力が引き出せないばかりか、マイナスの方向に行ってしまいます。それではあまりにももったいないと思いませんか。

子どもの「できない」理由がわかれば、「なーんだ、そういうことだったのね」と力が抜け、親も納得して子どもと向き合うことができます。

この本をきっかけに、まわりの私たち大人が子どものSOSサインに気づき、心・体・脳が健康に生まれ変わってハッピーな親子が増えますように。

スクエアクリニック院長　本間良子

目　次

第1章 いつもの「食べものと習慣」が子どもの副腎を疲れさせていた！
――よかれと思ってやっていたことが実は逆効果

第2章 副腎疲労をわが家で治す7つの習慣

――〝引き算のケア〟で心も体も脳もスッキリ！

③身近な毒から子どもを守り、デトックス

④体内から毒素を排出するために正しい「水分のとり方」を

第3章

楽しい親子遊びで、さらに子どもを伸ばす

――「原始反射」をとる動きで〝能力〟は劇的に変わる！

カバーイラスト ――――― ONYXprj/Shutterstock.com
本文イラスト ―――――― 宇佐美珠栄
本文デザイン・DTP ― 岡崎理恵
撮影 ――――――――― 石田健一
撮影協力 ―――――――― デポルターレクラブ（Deportare Club）
編集協力 ―――――――― 植口由夏

第1章

いつもの「食べものと習慣」が子どもの副腎を疲れさせていた！

――よかれと思ってやっていたことが実は逆効果

副腎が疲れている子どもが増えている

副腎疲労の子どもが近年、とても増えています。

もちろん、副腎疲労は年齢・性別を問わず、どんな人でもかかる可能性があります。

それでも、子どもが副腎疲労に悩まされることは、まずないと考えられていました。

ところが今は違うのです。現代のストレス社会では、大人も子どもも、副腎が疲れやすい状態になっているのです。

●副腎でつくられる「ストレス対抗ホルモン」とは

副腎はホルモンを生産・分泌する内分泌器官だとお話ししました。

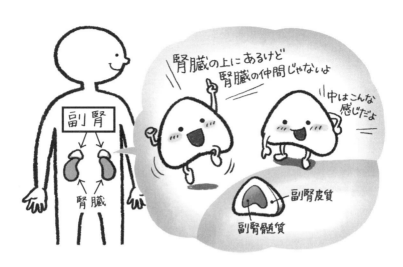

副腎はおまんじゅうの皮とあんこのような二重構造になっています。おまんじゅうの皮にあたるのが副腎皮質、あんこの部分が副腎髄質です。

そのおまんじゅうのわずかな皮の部分からは、非常に重要なホルモンが分泌されています。

それが**コルチゾール、ＤＨＥＡ、アルドステロンなどの副腎皮質ホルモン**です。また、あんこにあたる副腎髄質からは、**ノルアドレナリン、アドレナリン、ドーパミンなどの副腎髄質ホルモン**が分泌されています。

副腎から分泌されるホルモンはなんと50

種類以上！　その中でも、スーパーホルモンと言ってもいいのが「コルチゾール」です。

コルチゾールは、体内のあらゆる炎症を抑えて〝火消し〟の役割をしてくれる重要なホルモン。炎症とは、体内のトラブルだけではなく、さまざまなストレスも含まれます。コルチゾールは、ストレスに対抗してくれるホルモンでもあるので、別名「ストレスホルモン」とも呼ばれています。

ストレスを感じると、副腎からはコルチゾールが分泌され、ストレスに対応し、体を守ろうとします。

太古の昔は、人間にとって最大のストレスは「飢餓」と外敵との闘いでした。ストレスにさらされたら、コルチゾールを分泌して血管をキュッと締め、血圧を上げて緊張状態に持っていきます。さらには血糖値を上げて空腹を感じないようにします。

一時的には大変なストレスがかかっているかもしれません。でもその代わり、空腹が満たされ、外敵がいないときは、休息することができました。ある意味、メリハリがあったので、副腎が働くべきときと休むときがはっきりしていたのです。

それに比べて現代は、ダラダラと休むことなくストレスにさらされ続けている状態だといえます。

昔のように飢餓や外敵との闘いなど、生死を分けるようなストレスはありません。その代わり、食品添加物、薬、カフェイン、有害化学物質、光刺激、感染症などの疾患、過労、睡眠不足など、考えられないほど多くの種類のストレスに24時間、さらされっぱなしなのです。

そのため、ストレスに対抗しようと、副腎はコルチゾールを分泌し続けることになります。その結果、副腎は疲れ果ててしまい、パワーダウン。「もう闘えない……」「休ませて！」と言わんばかりの状態になり、ストレスに負け、慢性疲労・うつ症状・アレルギー・不眠など、さまざまな不調や症状が表れてしまうというわけです。

そんな状態に今、多くの子どもたちが陥っています。

子どもたちは今、日常生活の中で、親の時代には考えられないほどのストレスにさらされています。

それは勉強や友人関係といった、いわゆる精神的なものだけではありません。先に挙げた食べものや有害物質など、現代の環境ゆえに避けることができないことがたくさんあります。それは子どもの体が許容できる量のコップで対処できる量ではなく、まるでコップから水があふれるように、ある限界を超えると症状として出てきてしまうのです。

しかも、副腎疲労の影響は、心や体だけでなく、脳にまで及んでいることが最近の研究でわかってきました。

私たちのクリニックには一見、副腎とは関係がなさそうな発達障害やアレルギー体質のお子さんがたくさん訪れます。しかし、診察してみると、その子どもたちの副腎が弱っていて機能低下していることがわかります。

親から見ると、子どものメンタルの問題だと思われることが、実は食べているものや生活習慣が原因だった、ということがよくわかると思います。

ここからは、子どもたちの事例をまじえて紹介していきましょう。

ケース1　朝、起きられない

菓子パンにスナック菓子…その食生活が副腎を疲れさせていた

朝、学校に行く時間が迫ってきても、なかなか起きられない。

「早く起きなさい！」

「いつまで寝ているの？　夜更かししているからでしょ！」

朝から親子ゲンカの始まりです。これが度重《たび》なると、不登校にも発展してしまいます。

そう、不登校の問題にも副腎が関わっている場合があるのです！

朝起きられない子どもをなんとか病院に連れて行くと、今度は「起立性調節障害」や「自律神経失調症」と言われてしまう。血圧を上げる薬は子どもには処方されないので、医師から「朝スッキリ起きられるように、運動をしましょう」と言われる。でも、子どもはその時点ですでに疲れているので運動などできるわけがありません。

そういった子どもは夕方に元気になることが多いので、医師や学校の先生に「学校が嫌なんじゃない？」「学校で何かあったんじゃないですか」と言われてしまい、余計に原因がわからなくなってしまうのです。

クリニックで診察をしたある中学生は不登校でした。志望校に合格して喜んでいたのに、しばらくして朝起きられなくなってしまったといいます。

このように、頑張って志望校に受かり、最初は頑張って通学していたものの、ゴールデンウィーク明けから学校に行けなくなった、あるいは1学期はなんとか頑張ったものの、夏休み明けから朝起きられなくなった、というパターンが多いのです。

受験が終わって朝起きられなくなるお子さんの原因として考えられるのは、受験勉強を頑張ったがために、副腎疲労になってしまうケースです。

受験勉強中は学校から帰ってくると休む間もなく塾へ行きます。当時の食生活を聞くと、夜遅くまで勉強しているので、炭水化物の多い食事やスナック菓子、ジャンクフードを食べていたといいます。

受験勉強がピークの頃は、多くのお子さんが夕飯を家で食べられず、コンビニのお

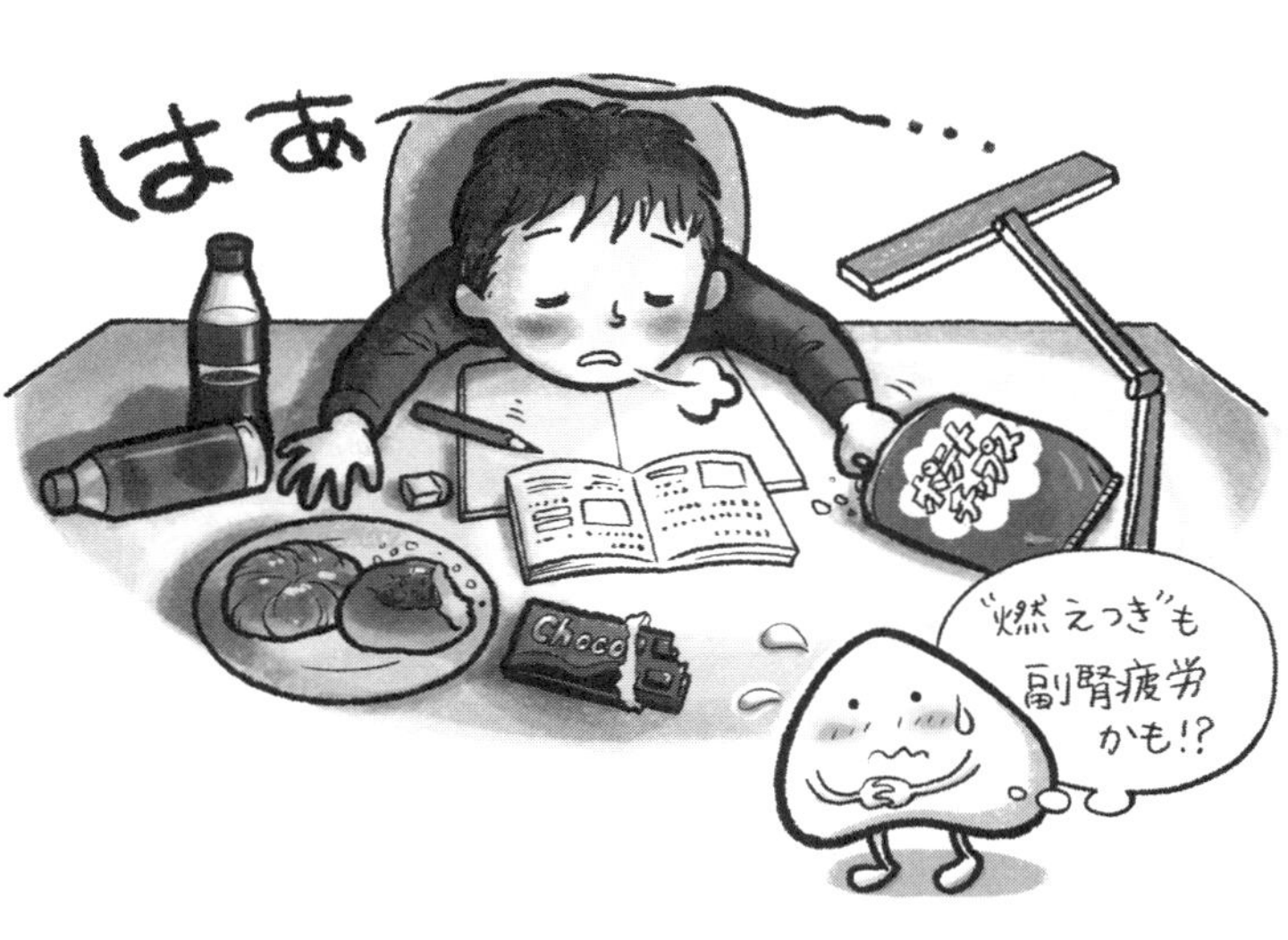

にぎりやお弁当、菓子パンで済ますことも多いと聞きます。すると栄養不足も重なり、副腎はさらに働き続けます。

それでも「入学試験」というゴールがあるので、ギリギリまで副腎を刺激し続けて体は頑張っている状態です。子どもにとって入学試験やテストは、ある種の「刺激」です。ギリギリの副腎の状態でもなんとか副腎を叩き続け、コルチゾールを最大限に分泌して乗り越えるのです。大人にたとえるなら、コーヒーを飲んで夜遅くまで残業を乗り切るようなものでしょうか。

でも、その刺激がなくなる、つまり無事に入学すると、「疲れ切った副腎」だけが残ります。そこから、さまざまな不調が表れるのです。

この事実を知らずに、第一志望校に受かったのに学校に行けなくなると、大人は「燃え尽きてしまった」と勘違いします。また、第一志望校に入れなかった場合は、「学校が合わなかった」「やっぱり志望校に入れなかったからだ」と思われがちです。すると、心の問題にされ、自律神経の問題にされてしまうのです。

本当は、入試という刺激がなくなり、ただ「毎日学校へ行くため」だけの理由では、副腎は頑張れなくなった、ということかもしれないのに……。

心の問題や自律神経の問題だと言われてしまうと、親はもう何をしていいかわからなくなりますよね。「規則正しい生活を」と言われても、規則正しくできないから困っているのですから。

●学校に行けない理由は、心の問題ではなかった

残念ながら副腎疲労の子どもは、なかなか大人にわかってもらえません。

学校に行けなければ、心の問題となり、担任の先生に相談したり、スクールカウンセラーに相談したり。そうなると「副腎疲労」の問題は置き去りにされるどころか、頭にも浮かばず、「心が弱い」とか、「うつなのでは？」と言われたり、「友達とのトラブルはないか？」と探られたり。

こうして、なんとか親や先生が理解できる範囲内での原因に落とし込まれていきます。子どもは素直なので、「本当は学校で何かあったんじゃないの？」「お友達とは大丈夫なの？」などと聞かれると、それに応えるために「そういえば……」と考えてしまいます。

子どもの曖昧な記憶をもとに、大人は「きっと○○ちゃんにひどいことを言われたからなのね」などと深掘りされ、いじめと判断されたり、誤解がどんどん広がっていきます。そうしていくうちに、本当に子どもが心を病んでしまうことさえあるのです。

ちょっと待って！　問題は朝起きられないことではなかったのですか？　と言いたくなるのはこんなときです。

副腎が疲れると、朝起きられなくなります。なぜなら**副腎から分泌されるコルチゾー**

ルが、朝の目覚めを助ける働きをしているからです。

健康な人の場合、コルチゾールの分泌量は朝4~6時くらいに増え始め、朝8時ごろにピークを迎えます。そのあとはゆるやかに分泌量が下がり、夜中から朝4時にかけて、最も低くなります。

この分泌リズムを「概日《がいじつ》リズム」または「サーカディアンリズム」といいます。早朝からコルチゾールの分泌が増えることで目覚め、分泌量が減ることで体を休めるのです。

ところが、副腎が疲れてその機能が衰えると、一日の中でのコルチゾールの分泌リズムが乱れてしまいます。活動量の多い日中に分泌されるべきコルチゾールの分泌が低下してしまえば、日中ぼんやりしてしまうことになります。

しかも、コルチゾールの分泌量が減るべき夜になってもダラダラと分泌され続けるので、相対的に夜の分泌量が増えたように感じてしまい、夜は眠れなくなってしまうのです。

こうなると夜になっても副腎は休むことができず、ますます疲れてしまい、朝は起きられなくなる……という悪循環に陥ってしまいます。

まずは副腎をしっかり休ませたうえで、昼と夜のオン・オフのメリハリをつけることが大切なのに、親はつい、朝になれば「早く起きなさい！」、夜になれば「早く寝なさい！」と怒ってしまうのです。

「副腎疲労」と「のどの炎症」の意外な関係

副腎疲労の原因の一つとして最近注目されているのが「上咽頭炎《じょういんとうえん》」です。上咽頭炎がある子は、朝起きられないことが多いのです。

体の中に炎症があると、コルチゾールが分泌され、火消し役になってくれるとお伝えしました。言うまでもなく上咽頭炎も炎症の一つなので、慢性的に炎症が続けば、それだけコルチゾールが分泌され続け、副腎を疲弊させてしまうことになります。

上咽頭は、鼻の奥、ちょうど鼻と喉《のど》の間くらいにあります。この上咽頭が、慢性的な炎症を起こしている子どもが増えています。

炎症といっても、「痛い」とか「熱っぽい」などのわかりやすい自覚症状はありません。そもそも、上咽頭というところは、本来なら感染症を起こすような場所ではありません。そうであるにもかかわらず炎症が起き、それが慢性的な状態になっています。

起立性調節障害や午前中の疲労感、めまい、不眠（これらが朝起きられない原因）や頭痛、首こりや肩こり、不眠、腹痛、鼻づまり、湿疹などなど、実にさまざまな不調を引き起こします。

慢性上咽頭炎の原因はさまざまですが、比較的多いのは、何度も喉の風邪をひいてしまったとか、溶連菌《ようれんきん》感染症をそのまま放っておいたなど、感染症を繰り返したあとで起こることが多いようです。

また、このあとでもお話ししますが、食べものなどに含まれるマイコトキシンというカビ毒でも上咽頭炎を引き起こすことがあります。

何度も感染症を起こすと、感染症と闘えるだけの免疫力がない状態になります。感染症などの炎症を火事にたとえれば、火が完全に消えていない、くすぶった状態のまま何度も火事を繰り返す（感染症にかかる）ことになります。そのダメージが表に出やすい場所が「上咽頭」なのです。

慢性的な上咽頭炎を防ぐためには、感染症にかからないことはもちろん大切ですが、かかってもきちんと感染症を終わらせることが必要です。かかったあとにもきちんと免疫力をつけること、十分な栄養をとることなどが大切です。

また、鼻を使わずに口で呼吸する「口呼吸」のお子さんも上咽頭炎を引き起こしやすくなります。口呼吸だと乾いた空気がダイレクトに口から入るためです。

上咽頭炎があるかどうかは、病院で調べるのが確実です。ただ、医師側に上咽頭炎についての知識がないと難しいかもしれません。最近は、慢性上咽頭炎の治療に対応した病院も増えてきています。

病院に行く前に、親が上咽頭炎の有無を調べるとすれば、首こりや肩こりがないかどうかのチェックです。炎症があると、その周囲の筋肉が緊張します。慢性の上咽頭炎がある場合、首まわりが固くなることが多いのです。

耳の下から首にかけて走っている「胸鎖乳突筋《きょうさにゅうとつきん》」という左右の筋肉を押してみて、痛みがある場合は、上咽頭炎がある可能性が高いでしょう。

私たちのクリニックでは、「喉洗い（上咽頭洗浄）」といって、上咽頭の炎症部分を洗ってあげる治療をしています。これだけで、朝起きられるようになるお子さんが多いのです。

そのほか、家庭でできる方法としては、鼻うがい、首を湯たんぽで温める、口にテープを貼る（口呼吸予防）などがあります。

もしも朝起きられないだけでなく、ここで挙げたようなつらい症状が続いているなら、慢性上咽頭炎の可能性もあります。

ケース❷ やる気がない、ひきこもりがち

抗うつ薬や運動は副腎疲労には逆効果

「うちの子は何事にもやる気がないんです」

「〇〇君は毎日サッカーをやって元気なのに、うちの子はいつも学校から帰ってくる

と、横になってばかり……」

そして子どもに〝怠け者〟というレッテルを貼り、つい「ちゃんとしなさい」「子どものくせにゴロゴロして！」と怒ってしまう――。

実はこれも、副腎疲労が原因かもしれません。

考えてみれば当たり前のことで、副腎が疲れていれば、元気が出るはずがありませんよね。

小学生のお子さんなら、朝起きて日中は授業や運動を頑張って、重いランドセルを背負って帰ってくる。中学生や高校生のお子さんも同じです。通学の距離が遠ければ、なおのこと。学校に行って帰ってくる。それだけでもほめてあげてほしいくらい、体は副腎を叩いて奮い立たせているのです。

また、友人と遊びたがらず、部屋に引きこもりがちな子もいます。

小学校のお子さんのことで悩んでいるお母さんがいました。

お子さんはなんとか学校には行くものの、学校での休み時間は外遊びせず、教室で一人で本を読んでばかり、友達と遊ぶこともなく、帰宅後も引きこもりがちだと言います。

「先生にも外遊びをまったくしませんと心配されて……。子どもにもうつがあると聞きましたが、もしかして、うちの子もうつなのでしょうか」とおっしゃいます。

でも本当にやる気がない子、外で遊びたがらない子は、みんなうつ病などの心の問題を抱えているのでしょうか。ここで親が誤解をしてしまうと、本当の原因がわからないまま、子どもが元気を取り戻すことができなくなってしまいます。

●薬は心の症状の根本解決にはならない

実は今、抗うつ剤を処方されているお子さんが増えています。

児童精神科や心療内科などを受診して、うつ病と診断されてしまったら、ほとんどの場合、抗うつ剤が処方されます。

うつ病は心の病だと捉えられがちですが、うつ病の発症は、アドレナリン、ノルアアドレナリン、ドーパミンという神経伝達物質が関与しています。

アドレナリン、ノルアドレナリン、ドーパミンの3つの神経伝達物質はまとめてカテコラミンと呼ばれています。

カテコラミンは興奮作用のある覚醒性の神経伝達物質ですが、この作用を抑制して、精神を安定させてくれるのがセロトニンという神経伝達物質です。

セロトニンは別名〝幸せホルモン〟と呼ばれていることからもわかるように、心を平穏な状態に保ってくれます。

だからといって、カテコラミンが少なく、セロトニンが多く分泌されればいいというわけではありません。大切なのはカテコラミンとセロトニンのバランスです。

うつ病の際によく処方される抗うつ剤として知られているのが、「選択的セロトニン再取り込み阻害薬（ＳＳＲＩ）」です。この薬を飲んでも、セロトニンの量そのものが増えるわけではありません。不足しているセロトニンの濃度を上げて、まるでセロトニンが増えたかのように脳を錯覚させる薬です。

このような薬を飲んでも、根本的な解決にならないのはもちろん、子どもにとって薬の服用は、あとでお話しする肝臓への負担にもなります。

そもそも、子どもだって大人のようにいろいろな気分の日があるはずです。毎日外遊びをしなくたっていいではありませんか。静かに本を読んだり、部屋に閉じこもったりして、体と心を休めているのかもしれません。

学校では先生に「元気がない」と言われ、家では「病気なのではないか、うつなのではないか」「もっと体を動かせ」と言われる。

このようなことを言われ続け、根本的な原因を見誤ることで、うつではないのに本当にうつになってしまう可能性もあるのです。

●外遊びとビタミンDの密接な関係

外遊びをしないことで気分が沈み、元気がなくなるのは、栄養学的にも説明ができます。

それがビタミンDとの関係です。

ビタミンDといえば、一般的にカルシウムの働きを助けるもの、骨を丈夫にするものとして知られてきましたが、実は**ビタミンD不足はうつ症状とも関連が深い**のです。

日本人はとくにビタミンDが不足しています。たしかに、食品から十分なビタミンDを摂取することは難しいのですが、ビタミンD不足をより深刻にしているのが、紫外線の問題です。

ビタミンDは太陽の紫外線を浴びることでも生成されます。

ところが昨今の美白ブームや紫外線は体に悪いという情報から、大人のみならず子どもも、しっかり日焼け対策をしています。外に出るときは日焼け止めクリームを塗り、プールや海で遊ぶときにも水着の上にラッシュガードを着ている子が増えました。

しかし、過度な日焼け対策や、長時間、日光が当たらない屋内で過ごしていると、精神的に不安定になることがあるのです。

もちろん暑い中、長時間外にいるのは熱中症の危険もあるので避けてほしいのですが、極端に紫外線を防御してしまうと、ビタミンDが不足してしまいます。

日照時間の少ない北欧の人たちにうつ症状が多いのは、紫外線を浴びる時間が少ないから。外遊びをしないで引きこもっている子に抑うつ症状が出るのも、ごく当たり前のことなのです。

ちなみに、ビタミンD不足はアレルギーのお子さんにも多いことがわかっています。真っ黒になるまで日焼けする必要はありませんが、一日に10分でもいいので、日光に当たるように意識してみてください。

●「やる気がない子」の食事メニューの共通点

私たちの体のエネルギーを作っているのは、約60兆個もの細胞の一つ一つの中にある、ミトコンドリアです。言ってみればミトコンドリアは「エネルギーの産生工場」です。「やる気がない」お子さんや「引きこもりがち」なお子さんに共通して言えるのは、このミトコンドリアの機能が低下していること。

筋肉や神経などの体の中の活動はすべて、ミトコンドリアで産生されるエネルギーによって動かされています。そしてそのエネルギーは、食べものを原料にして作られます。

繰り返しになりますが、私たちはやる気のない子を見ると、つい「心の問題」にしてしまいがちです。でも、ミトコンドリアの機能が落ちれば、誰でもエネルギー不足になります。つまり、やる気のなさにも食べものが関わっているのです。

ミトコンドリアの働きについての詳しい話は次の章に譲りますが、食生活によって、子どもが疲れやすくなったり、やる気を失ったりすることを頭の中に入れておいてほしいのです。

やる気のないお子さんの食事の傾向として顕著なのが〝炭水化物好き〟です。

クリニックでもお母さんが、よく「この子、炭水化物しか食べないんです」とおっしゃることがあります。

普段の食事内容を聞くと、おにぎりやお餅、パンはもちろん、おやつにはおまんじゅうやおせんべいばかり食べているといいます。

炭水化物をたくさんとると何が起こるのかというと、血糖値の乱高下です。まるでジェットコースターのように食べると急激に上がり、しばらくすると急激に下がる。**血糖値の急激な変化が起こると、とても疲れます。その結果、何をやるにも疲れるから面倒くさい、やる気が出ない、となってしまいます。**

実は、「炭水化物ばかり食べている」とおっしゃっているお母さん自身が炭水化物好きで、ご家庭では、朝昼晩と炭水化物がメインで食卓に出てくることが多いのです。

朝はトースト、昼は給食でご飯かパン、夜は丼などなど。

ちなみに先に説明したミトコンドリアを効率よく働かせるために必要な栄養素にビタミンB群がありますが、**ビタミンB群は炭水化物（糖質）をたくさんとると、その代謝に多くが使われてしまいます。そこでまた力が出ない、元気が出ない、という悪循環に陥ってしまうのです。**

子どものやる気のなさを叱ったり、注意したりする前に、一度ご家庭の食卓を見直してみてはいかがでしょうか。

ケース❸　落ち着きがない、多動

いつもりの食事が脳を興奮させていた⁉

発達障害でＡＤＨＤ（注意欠陥多動性障害）が広く知られるようになってから、落ち着きがないお子さんを持つお母さんたちから「うちの子は落ち着きがないので、ＡＤＨＤではないでしょうか」という相談が非常に増えました。

でも、考えてみてください。子どもって、落ち着きがないものですよね。興味があればそこに行き、飽きればまた別のところに行き……。よく動くからといって、即「多動」と結びつけるのはどうかと思います。

今は学校の先生のほうが敏感で、ちょっと落ち着きがないだけで「一度、病院で診《み》ていただいてください」と言われてしまうことも多いようです。

お母さんたちは得てして「発達障害」と診断名がつくとホッとされるようです。

でも私たちは、いつも診断名をつける前に、その症状に注目します。診断ありきで治療をするのではなく、その困っている症状をなくせるように手探りで探していきます。

落ち着きがないから何かの病気、と決めつけるよりも、その症状を診て、いい方法をトライ&エラーで探しながら治療していくほうが、結果的にお子さんも幸せなのではないでしょうか。

●「いつものメニュー」をやめただけで落ち着きを取り戻すわけ

落ち着きのないお子さんは家庭でも学校でも「ちゃんと集中しなさい」と叱られがちです。

でも、これらも実は食べものが影響していることがあります。

その原因の一つがグルテン（小麦）とカゼイン（乳製品）です。

「グルテンフリー」「カゼインフリー」という言葉を聞いたことはありませんか。

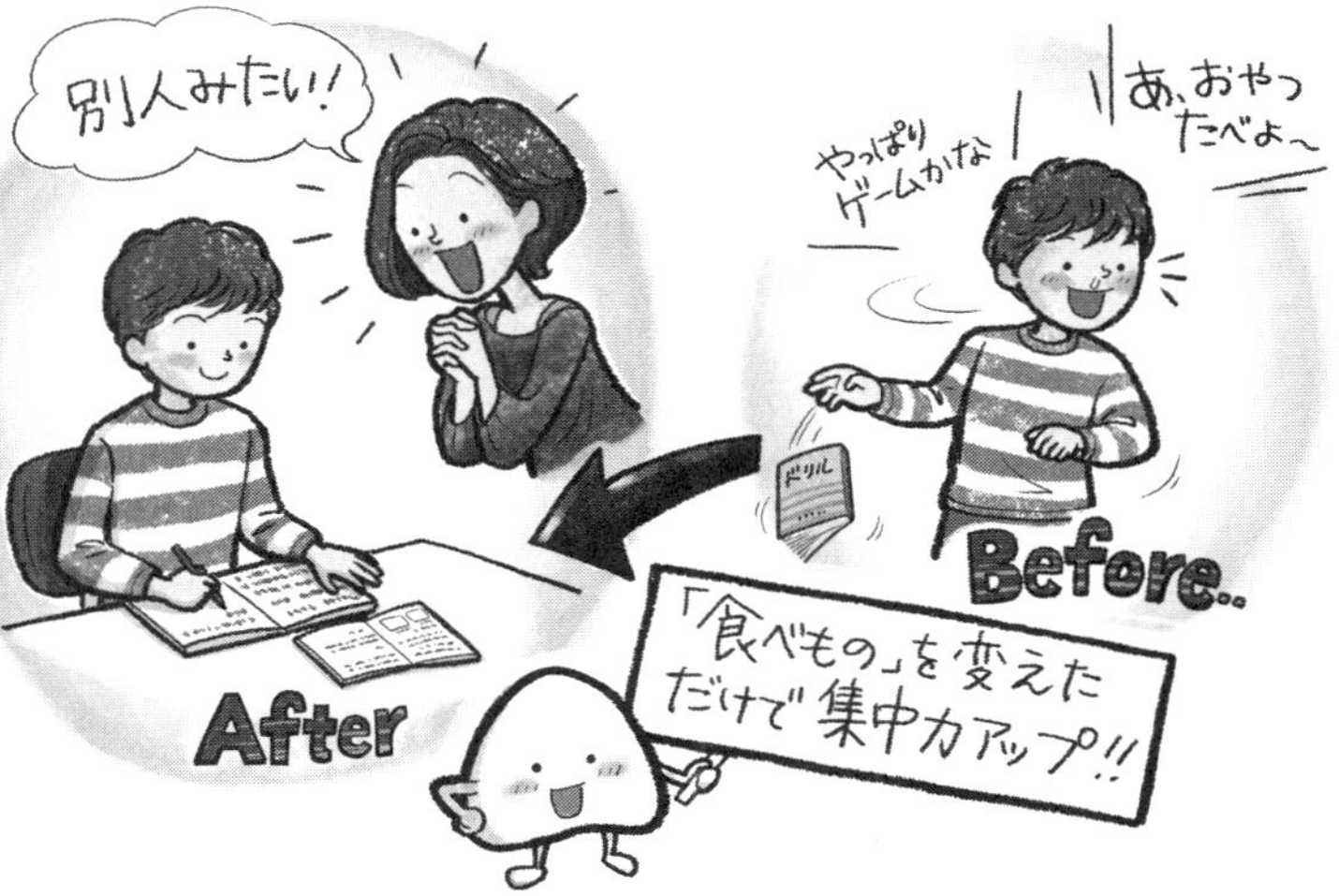
あ、おやつたべよ〜
やっぱりゲームかな
ドリル
Before..
別人みたい!!
After
「食べもの」を変えただけで集中力アップ!!

男子テニス世界ランク1位に上りつめたN・ジョコビッチ選手が実践している食事法として有名になりました。

グルテンとは小麦たんぱく質のこと。小麦粉を水でこねるとモチモチしていますが、あのモチモチ成分がグルテン。パンやラーメン、うどん、ピザ、パスタ、ケーキ、ドーナツ、クッキーから餃子の皮や揚げ物の衣まで、小麦粉を使ったありとあらゆる食品に含まれています。

一方のカゼインは、乳製品に含まれるたんぱく質で、牛乳やヨーグルト、チーズやバターに含まれています。

ジョコビッチ選手はこれらを摂取しない

（フリー）食事で集中力などが増し、パフォーマンスが向上したことを著書の中で明かしていますが、これは多くのお子さんが集中力や落ち着きなどを取り戻すのにも有効です。

朝食にトーストとヨーグルト、昼食は給食のパンと牛乳、夕食にはフライや餃子《ギョーザ》——気づかないうちに、こんな小麦と乳製品ばかり食べ続けていませんか。

グルテンやカゼインは、免疫力や栄養吸収に関わる小腸の粘膜を傷つけ、炎症を引き起こすリスクが高いことがわかっています。この炎症そのものが「落ち着きのなさ」を引き起こします。

炎症＝火事であると説明しましたが、体内で火事が起こっていれば、落ち着きがなくなるのは当たり前のことなのです。

そしてその火事を消すために副腎が猛烈に働いて、コルチゾールを盛んに分泌し、副腎疲労を起こしてしまうのです。

●その「体によさそうな成分」が多動を引き起こす

そしてグルテン・カゼイン以外の原因をもう一つ。

グルタミン酸も、落ち着きをなくす原因になります。

グルタミン酸はアミノ酸の一種で、独特のうまみを引き出します。もちろん、自然の食材にも含まれていますが、ここで問題になるのは、人工的に作られた、いわゆる「うまみ調味料（化学調味料）」と呼ばれるもの。レトルト食品やめんつゆ、だしの素やスナック菓子をはじめ、あらゆる加工食品に多く含まれています。

加工食品の裏にある食品表示には「アミノ酸等」と書いてあるので、一般的にはわかりにくく、「アミノ酸なら体にいいんじゃない？」と誤解されやすいのです。

一見、体によさそうなグルタミン酸ですが、もともとは脳に刺激を与える物質です。私たちが小さい頃は、グルタミン酸が含まれた化学調味料をたくさん使ったほうが、頭がよくなるとさえ言われていたほどです。

グルタミン酸を過剰に摂取してしまうと、脳が興奮状態になります。

学ぶべき適切な刺激だけが必要な時期の子どもの脳に、過剰な刺激を与えてしまうため、大事な刺激をキャッチできない状態になります。

脳ではどのようなことが起きているか、わかりやすくたとえてみましょう。

お母さんが大事な電話をしている横で、子どもが大騒ぎをしているとします。「ちょっと、電話が聞こえないでしょ！」と子どもに怒りたくなりますね。ほかの刺激が強すぎて大事なことがわからなくなるのは、これと同じような状態です。

だから先生が言った大事なこと、お母さんが言った大事なことを、大事なこととして脳がキャッチできないのです。

学校の授業でも「今日は大事なことが3つあります」と言われても、1つくらいしかわからないため、「学習障害では？」と思われることもあります。

グルタミン酸をとり続けることは体内に毒素をためることと同じです。そして毒素がたまれば炎症が起きます。とればとるほどもっと刺激が欲しくなります。

アメリカではこのような状態になっている人を「アドレナルジャンキー」と呼んで

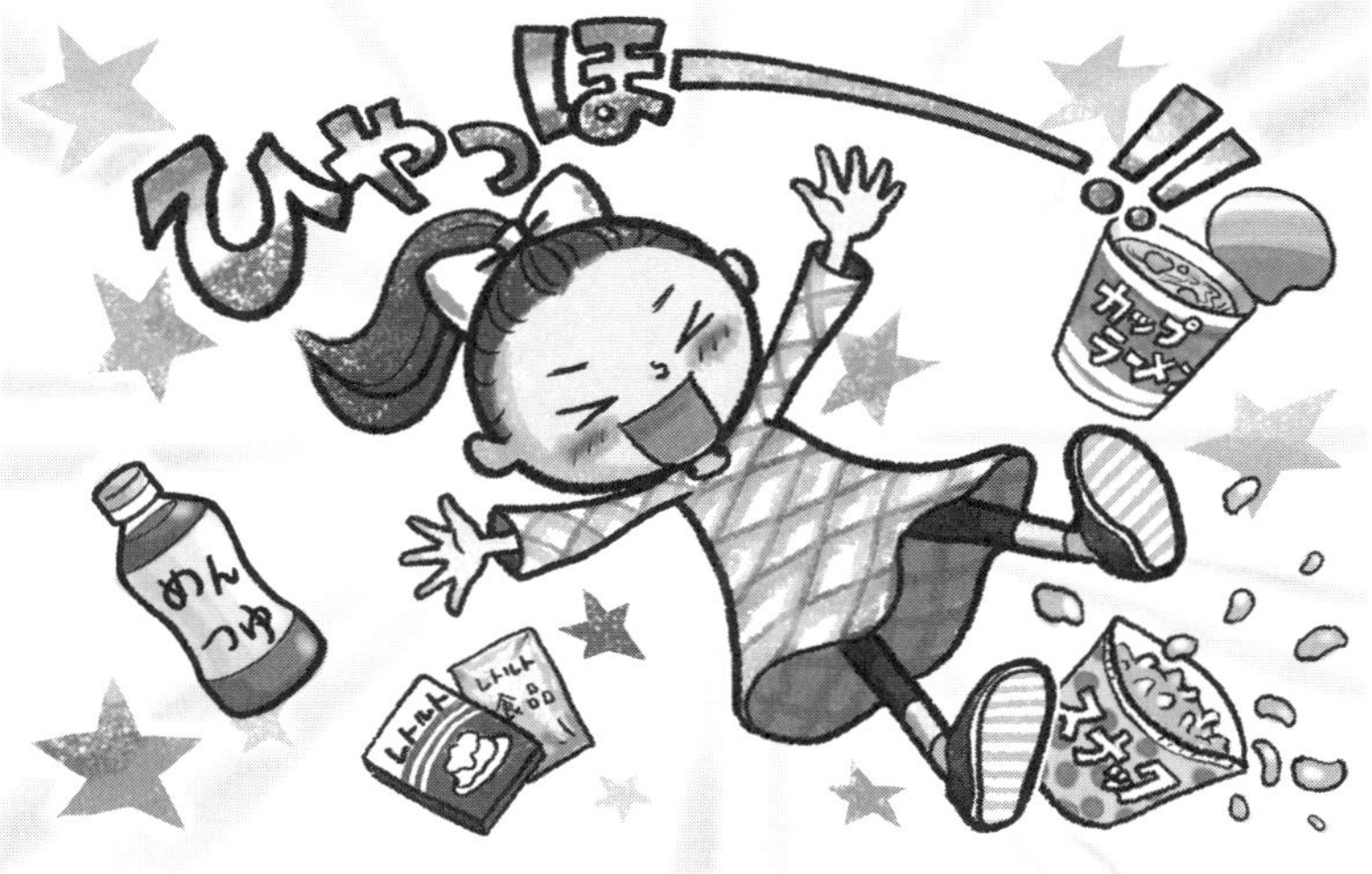

います。興奮するようなゲームやエナジードリンクなど、アドレナリンを放出するような刺激を求める人たちです。

興奮したとき、「アドレナリンが出た！」という言い方をしますね。（ちなみに、副腎の英名は「アドレナル・グランド（adrenal gland）」。アドレナリンの分泌器官という意味です）。

アドレナリンが放出される瞬間は気持ちがいいのですが、**アドレナリンやノルアドレナリン、コルチゾールも大量に分泌されるので、副腎は疲れます。**

そして「何もしていないのに疲れた」という状況になるのです。

わが家の息子が幼稚園の頃の話です。家では化学調味料を使っていませんが、ある日、外食する必要があり、ある中華料理店に入りました。そこで中華料理を食べたあと帰宅すると、息子が見たこともないような興奮状態になってしまったのです。中華料理に大量に含まれた化学調味料のせいだということは、すぐにわかりました。普段口にしていないだけに、わかりやすく症状に表れたのです。

子どもはただでさえ体が小さく、キャパも少ないもの。大人は大丈夫でも、子どもには大きな影響を与えることもあります。

レトルトなどの加工食品を一切食べさせないというのは難しいと思いますが、もしもお子さんに落ち着きがない、多動傾向にあると思ったら、過剰な摂取をしていないか振り返ってみましょう。

なお、落ち着きのないお子さんの中に、原始反射《げんしはんしゃ》（赤ちゃんが生まれながらに持っている反射。一般的に成長とともに消える）が残っているケースもあります。この原始反射については、第3章で詳しくお話しします。

ケース❹ ケアレスミスや文字・単語の間違いが多い（ディスレクシア）

食品に含まれる「カビ毒」で注意力が散漫に？

注意力がない、ケアレスミスが多いというお子さんもいます。

「また計算を間違えてる！　検算したの？」

「漢字の間違いばかり。ちゃんと黒板を見なさい！」

「何度もスペルを書いていたのに、いつまでたっても覚えられないのね……」

子どものケアレスミスや不注意を見つけるたび、ついこんなふうに叱ってしまいがちですが、ちょっと待ってください。これも食べものが原因になっている場合があります。

●腸内環境の悪化がケアレスミスにつながるメカニズム

一つは、「落ち着きのない子」のところでもお話しした、小麦と乳製品のとりすぎの問題です。理由は同じで、これらに含まれるグルテン・カゼインは腸の炎症を引き起こすため。炎症を引き起こせば、結果的に副腎疲労にもなり、脳も適切な働きができなくなってしまうのです。そうなれば当然ケアレスミスも起こします。

さらに、腸に炎症が進み、下痢《げり》や便秘などお腹《なか》に不具合が出てくると、腸内細菌が乱れ、悪い菌が増殖します。

その代表が、クロストリジウム・ディフィシル。普段は悪さをしない腸内細菌ですが、一度増殖すると、腸に炎症を起こし、毒素を出して下痢を引き起こします。

たとえば子どもが感染症など病気にかかり、小児科で抗生物質を処方されることはよくありますね。抗生物質を服用したあと、子どもが下痢をすることがありますが、これは抗生物質が菌を殺す薬だからです。腸内のいい菌も殺してしまうのです。それがきっかけで腸内細菌のバランスが乱れてしまいます。

クロストリジウム・ディフィシルが腸内に増えると、興奮作用のあるカテコラミン（アドレナリン、ノルアドレナリン、ドーパミンなどのホルモン）を増やしてしまいます。

カテコラミンが増えすぎると、過剰に刺激をされている状態になるので、子どもはあっちもこっちも気になって、一つのことにフォーカスできない状態に。要は、集中力がなくなってしまうのです。

こうなればケアレスミスが起こってしまうのも当然かもしれません。

腸からケアレスミスにつながっているなんて、普通は思いもしないでしょう。でも、大げさな話ではなく、本当にあることなのです。

●いくら注意しても、文字の書き間違いが直らない理由

ケアレスミスの原因が「カビ毒」だと言っても、にわかには信じられないかもしれません。

カビ毒（マイコトキシン）とは、体はもちろん、脳に悪影響を及ぼす毒素の代表格。目で見てわかるカビそのものではなく、カビがつくり出す化学物質で、一見して入っているかどうかわかりません。コーンや小麦、ナッツ類、ドライフルーツなど海外からの輸入品は、カビ毒に侵されているリスクが高いと言われています。

同じことを何回繰り返し説明してもわからない。同じ漢字やローマ字を見ているのに、違う形に見えてしまい、間違ってしまう。もしかしたら、それはカビ毒のせいかもしれません。

カビ毒は排泄《はいせつ》しやすい人とそうでない人がいて、その個人差も大きいものです。カビ毒の検査をしてカビ毒の数値が高い場合、たとえば漢字の画数が1本足りないとか、ローマ字の「b」と「d」、「m」と「w」の区別がつかないといったことが起こります。でもこれは決して本人の不注意ではなく、〝本当に見えていない〟だけなのです。

ディスレクシアという言葉を聞いたことはありますか？

実は**ディスレクシアの背景には、カビ毒が隠れていることが多い**のです。

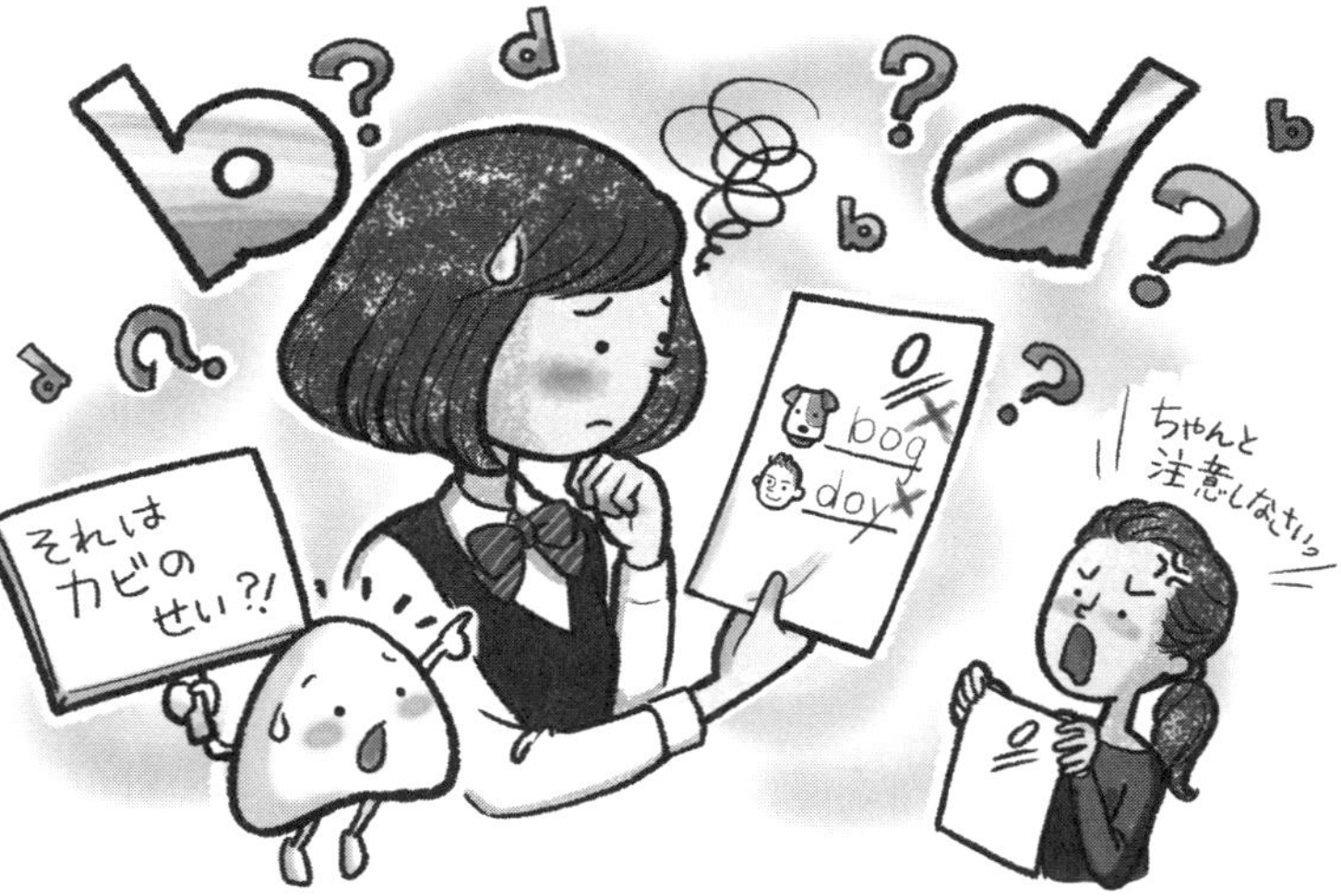
それは
カビの
せい?!
ちゃんと
注意しなさいっ
bog
doy

ひらがなかなか覚えられない、書いても鏡文字を書いてしまう、音読をしてもすぐに1行読み飛ばしてしまう。ローマ字を何度練習しても覚えられない。漢字の文字が汚い……。

ディスレクシアとは、「読む」ことに関する学習障害です。ですから、ここに挙げたことすべてがディスレクシアではありません。でも、「読む」ことが難しいと、必然的に「書く」ことも難しくなるため、「読むこと」「書くこと」に関する学習障害と言われることが多いのです。

ディスレクシアは知的な遅れがあるわけでもなく、本来インテリジェンスも高いもの。厳密には発達障害の一つである学習障害（LD）と同一ではありませんが、今の日本の学校教育の中では、ディスレクシアのように読み書きに問題があると学習障害とされてしまいます。

「漢字が書けない子」「文章が読めない子」という扱いに一度なってしまうと、学ぶチャンスを失うために、最終的には本当の学習障害に陥る可能性もあります。

ディスレクシアのお子さんは文字が読めないだけではなく、字がずれてしまったり、適切な大きさの字が書けなくて枠からはみ出してしまったりします。

算数の筆算では、小数点がずれてしまうので、計算を間違えてしまう。そういうお子さんを検査すると、完全な学習障害などではなく、カビ毒の数値が高い子が多いのです。

親からすれば、「なんでこの子はこんなミスばかりするんだろう」と思ってしまいます。「集中力がないからだろうか」と思われるかもしれませんが、集中していてもカビ毒の数値が高い子は間違えます。

むしろ、ちゃんと見ることに意識を集中していますから、20分しか勉強していなくても「スッゲー疲れた！」と言ったりします。

英語のディスレクシアがあるお子さんは中学受験のあとにつまずくことがあります。せっかく合格しても、中学から始まる英語が全くできない。それで自信をなくしてしまうのです。その一方で漢字は得意だったりすることがあるので、親は障害とは思わず、ただただ「英語ができない」と落ち込んでしまうのです。

少しずつ変わりつつあるとはいえ、いまだに学歴社会の日本では、英語が極端にできないことは、結果として進路も変えてしまうほどの大きな問題になります。

カビ毒の治療をしてカビ毒をとっていくと、自然に字が上手になり、英語もわかるようになり、計算も速くなります。

実はうちの息子もカビ毒の数値が高く、ローマ字の「b」と「d」の区別がつきませんでした。今ではすっかりよくなり、「なんでローマ字がわからなかったのか、それがわからない（笑）」と言っています。

カビ毒の知識がないことで、どれだけの親子が悩んでいるのかと思うと、胸が痛みます。「うちの子だけが悪いんだ」と自分を、そしてお子さんを責める親。「僕は（私は）なんでできないんだ」と自分を責める子ども。いちばんのデメリットは、カビ毒の数値が高いことではなく、子どもの自己評価が下がってしまうことでしょう。「それ、カビのせいだよ。カビをとれば治るよ」と思えれば、親子共に気がラクになりますよね。

カビ毒対策はそれを多く含む食品をとらないことが第一。詳しくは第2章でお話ししますが、一度よい状態になると、次にカビ毒を含むものを食べたときに、すぐわかるようになります。

悪くなったときの自分を知っているので、「自分が悪いのではなく、食べたもののせいだ」と理解し、自己評価は下がらないのです。

ケース❺ 不安になりやすい、緊張しやすい

心が弱いせいではなく「亜鉛不足」だった

新しいことにチャレンジするのが苦手だったり、緊張しやすかったりすると、親としては「このままで大丈夫かしら」と心配になります。

もし、あなたのお子さんが「不安になりやすい」「緊張しやすい」としたら、それはもともとの性格や親の育て方のせいではない可能性があります。

●甘いもののとりすぎで〝不安体質〟に

不安になりやすい子に多いのが、亜鉛欠乏です。

亜鉛はミネラルの一種で、牡蠣《かき》などの魚介類や有機野菜などに多く含まれている栄

養素です。

では、なぜ不安になりやすい子に亜鉛が足りないのでしょうか。

たしかに亜鉛を吸収しやすい子とそうでない子はいますが、有機酸検査という検査をすると、不安になりやすい子には、シュウ酸が高いケース多いことがわかっています。

シュウ酸は、ほうれん草などの葉物野菜にも多く含まれていることで知られています。シュウ酸は体内でカルシウムと結合し、シュウ酸カルシウムという物質になります。とりすぎると、尿路結石の原因にもなるものです。

その多くは、ほうれん草をゆでると出てくるアクの部分に流出するため、大量に食べたり、生で食べたりしなければ大きな問題はありません。

ただ、ここでも注意が必要なのが、腸の状態です。

先ほどグルテンやカゼインをとりすぎると、腸の粘膜が炎症を起こす話をしましたが、糖質（とくに甘いもの）をとりすぎると、腸内細菌が乱れ、お腹にカンジダというカビの一種が増殖してきます。

シュウ酸はそのカビによって増えてしまうのです。シュウ酸が増えると、体内で亜鉛やカルシウム、マグネシウムとくっついて、尿として排出されてしまいます。だから、どんなにミネラルの多い食品をとっても、体の中から亜鉛、カルシウム、マグネシウムが減っていってしまうのです。

まとめると、**「お腹にトラブルがある→体内にシュウ酸が増える→亜鉛が低下する→不安になりやすい」**ということになります。

また、マグネシウムが体外に排出されることそのものが、不安にさせやすい原因にもなっています。

少し難しい話になりますが、マグネシウムは興奮性の神経のシナプスにある受容体の扉のような役割をします。先にグルタミン酸をとりすぎると「落ち着きのない子」になる話をしましたが、たとえばグルタミン酸が体内に入っても、マグネシウムが受容体にくっつくと過剰に反応しないようになります。

つまり、**マグネシウムは興奮性のものに対して作用を調整する役目があるため、悪い物質が入ってきても、それを沈め、緊張や不安をやわらげてくれる**というわけです。

不安や緊張が強い子に、「心を強く持ちなさい」「深呼吸して心を整えなさい」などと言っても、亜鉛やマグネシウムなどのミネラル不足の状態では、なかなか不安を取り除くことはできないのです。

●「足が痛い」のは、脳にシュウ酸がたまっているサインかも⁉

シュウ酸は結晶のような形をしているので、針のように尖った状態になっています。子どもが「足首が痛い、膝が痛い」などと関節痛を訴えるときは、シュウ酸が高い場合があります。

またシュウ酸は脳にたまってしまうとも言われていて、ＡＤＨＤに見られる多動がある子も、検査をするとシュウ酸の数値が高い場合があります。

シュウ酸はほうれん草などの葉物野菜（とくにゆでたときに出るアク）やココア、たけのこ、ラム肉、煎茶、チョコレートなどの食べものに多く含まれています。

でも、どちらかというと食べものとして外から入るよりは、お腹のカビが作り出したシュウ酸が悪さをしていることが多いようです。だから、いたずらに食べものを避けるよりは、お腹の調子を整えることが大切。お腹の調子がよくなれば、不安にもなりにくくなります。

「亜鉛不足なら、たくさん亜鉛をとればいい」。そう思うお母さんも多いかもしれません。

でも、ことはそう簡単ではありません。いくら亜鉛を多く含む食品を食べても、予想以上に消費されてしまうからです。

とくに成長期は、亜鉛をたくさん消費します。小さい子どもの爪によく白い点が見られることがありますね。ホワイトスポットと言いますが、これは亜鉛不足の証拠です。亜鉛をとる以上に、消費が多すぎて、亜鉛不足になっているのです。

また、よく言われる成長痛も同じ。夜中に「足が痛い」としくしく泣いていて、朝起きると治る。「きっと今、背が伸びているのよ」などということがありますが、これも亜鉛が足りていないのです。

なお、不安になりやすい子は、ほかに「原始反射」が原因になっていることもあります。これについては第3章でお話しします。

ケース❻ アレルギー体質（アトピー、花粉症など）

脳の状態は皮膚に表れる！
スナック菓子や揚げ物に含まれる油に注意

アトピー性皮膚炎や花粉症など、アレルギーを持つお子さんが本当に増えています。大げさではなく、今や何もアレルギー症状がないお子さんはいないのではないかと思うくらいです。

少し前までは、花粉症は大人になってから発症するものでしたが、だんだん中高生に増え、小学生に増え、今では幼稚園や保育園児にも多く見られます。それは**今の子どもがすでに副腎疲労気味で、アレルギー反応を起こしやすくなっている**からに他なりません。

アトピー性皮膚炎は表皮の病気ですが、実は脳の状態が反映されています。なぜなら、表皮も脳も外胚葉から発生するからです。発生源が同じなのです。

私たちが日頃、子どもを診ているなかで皮膚の状態と脳の状態が直結していると実感するのは、外来で落ち着きがなく、イスでじっとしていられない子を診ることが多いことです。

食事で小麦や乳製品をできるだけとらないようにする、グルテンフリー、カゼインフリーを行うとお腹の調子が整い、アトピー性皮膚炎が改善することが多いのです。

なぜ、アレルギーっ子はイライラしてしまうのか

アレルギーのお子さんは往々にしてイライラしています。

もちろん肌がかゆいから、鼻がムズムズするからといった目に見える原因もあります。でも、根本的なことをいえば、皮膚が荒れていれば、脳も荒れているからです。**表皮と脳は外胚葉から発生しています。皮膚の状態と脳の状態は深く関連しているのです。**

皮脂《ひし》という言葉があるように、皮膚の表面は油（脂）で覆われていますが、脳もそ

の構成成分の多くが油（脂）です。だから「いい油」をとることが皮膚にも脳にも必要になります。

ところが、スナック菓子や揚げ物の油など体にとってよくない油をとり続ければ、皮膚も脳にも悪影響があります。

腸が荒れて炎症を起こしていると、体内にこのような有害なものが入りやすくなります。それは脳にも影響し、イライラしたり、キーッとなったりするのです。

体の炎症を抑えるには、その火消しのためにコルチゾールを大量に分泌しなければなりません。コルチゾールは興奮作用があるので、大量に分泌されればイライラします。そして副腎疲労を引き起こします。

イライラすれば当然、お母さんやお父さんとぶつかります。その結果、親から見て「扱いづらい子」とされてしまうのです。

でも、そのイライラはお子さんの本来の性格のせいではありません。

私たちは今まで、大人も子どもも含めて何人もの副腎疲労でアレルギー症状がある方を診てきましたが、アレルギーが落ち着くと、たいてい穏やかな性格になります。

アレルギーが治ったから穏やかになったのではなく、もともと穏やかな性格だったのです。

なお、私たちの経験値として、アトピー性皮膚炎のお子さんが「卵フリー」の食生活を実践すると、症状も性格も落ち着くことが多いようです。

●お弁当に入れがちな食材でかゆみ物質がつくられる

アレルギーのお子さんがイライラしたり落ち着きがなかったりするもう一つの原因に「ヒスタミン」があります。

花粉症やアトピーのかゆみなど、アレルギー症状があるときに病院で処方される薬に抗ヒスタミン剤があることからも、アレルギーの場合にはヒスタミンが過剰に分泌されていることがわかります。

ヒスタミンは食べものとして体内に取り込まれるか、体内で合成されることでつくられます。**ヒスタミンを多く含む食べものを食べると、かゆみが出てしまう子がいます。**

その一つが、体によかれと思って子どもに食べさせがちなトマト。

そして子どものお弁当に入れてしまいがちな、子どもも大好きなベーコン、ウインナー、ハムなどの肉加工品。またバナナ、パイナップル、キウイ、マンゴーなどの南国のフルーツ。それからイワシやサンマ、サバなどの青魚にも非常に多く含まれています。

青魚を食べると頭がよくなるなどと言われているので、子どもに食べさせているお母さんも多いのではないでしょうか。

ちなみに魚は鮮度が大事と言いますが、アレルギーに関しても鮮度はとくに重要です。鮮度が低いとヒスタミンの含有量が増えてしまうからです。

鮮度が低い魚を子どもに食べさせると、青魚にアレルギーがなくても、アレルギー症状が出ることがあります。

前日のお刺身を翌日に食べたらかゆくなった、という話はよく聞きます。これは、正確にはアレルギーが起きているわけではなく、ヒスタミンが大量に産生されたことによって、アレルギーと似た症状を起こしているのです（**仮性アレルゲン**といいます）。

アレルギーがある子に、ここで挙げたものをすべて食べさせないで、と言っているわけではありませんのでご注意ください。

ただ子どもの場合、体はまだ発達途上の段階です。ヒスタミンの分解能力も未熟で、非常に個人差があります。

ヒスタミンの分解能力が低い子は、とくに注意が必要です。気になる方は、ヒスタミンの検査ができる医療機関もあるので、一度調べてみるといいでしょう。

子どもの好き嫌いは「わがまま」ではない

一方で、ヒスタミンが過剰な子どもの中には、ヒスタミンを多く含む食品が嫌いだという子も多くいます。食べると、口の中がイガイガするなど違和感があるようです。また食べられるときと食べられないときがあるという子もいます。

お腹が弱いとき、花粉症の症状が出ているとき、湿疹が出ているときはヒスタミンが過剰に分泌しています。その時期は、なぜか子どももヒスタミンを多く含む食品を食べたがらないことがあります。

もちろん子ども自身はヒスタミンのことは知らないので、本能的に避けるのでしょう。そうであるにもかかわらず、大人は「なんでも残さずに食べなさい！」と言って食べさせようとしてしまいがちです。

体にいいと言われているものが、誰にとってもいいわけではありません。

子どもが嫌がるものは、単なるわがままや好き嫌いではないこともあります。「アレルギーの血液検査で問題がなかったから、この食品は食べられるはず」と思い、食べさせようとする親御さんもいますが、食べたがらないのには何か理由がある可能性があるので、無理して食べさせないようにしましょう。

ヒスタミンの分解能力が低くて、アレルギーがある子に、本人が「食べたくない」と言っているものを、あえて食べさせる必要はありません。

好き嫌いが多いと悩むお母さんは多いですが、それは子どもが自分の身を守るためなのかもしれない、と想像してみてください。

たとえば、スギの花粉アレルギーがある子はトマトが食べられなかったり、秋の花粉のヨモギのアレルギーがある子がニンジンやセロリが食べられなかったりすることがあります。

これは、花粉の一部のたんぱく質（アレルゲン）が、ある種の果物や野菜の中のたんぱく質と類似しているために、アレルギー反応を起こしているためです。

果物や野菜を加熱せず生に近い状態で食べたとき、口の中がピリピリしたり、耳の奥のほうがかゆくなったり、痛くなったりします。

「みんなが食べているから平気だろう」と食べさせ続けてしまうと、アレルギー反応が出て鼻がつまったり、先に説明した上咽頭炎を起こすなど、ヒスタミン過剰の症状が出やすくなります。

基本的に大量摂取しなければ強い症状の原因にはなりにくいものですが、血液検査では診断がつきにくいため、食べて変だなと思ったら、それ以上食べさせないほうがいいでしょう。

自分の子どもにとって最善の食事を親がわかっていることが最も大切なのです。

ヒスタミンが過剰な状態は、常に体が刺激を受け続けている状態です。言ってみれば、とても敏感な状態になるのです。

すると、落ち着きがなくなったり、不安になりやすかったりします。

ここまで落ち着きのなさや多動、不安などいろいろなタイプのお子さんの話をしてきましたが、「これを食べたら、こういうタイプの子」「こういうタイプの子は、これを食べている」と一概に言い切れるものではなく、すべてが重なり合っているのです。

●頭痛や腹痛もアレルギーの症状だった

湿疹やかゆみ、鼻水やくしゃみなどはアレルギーの代表的な症状ですが、**頭痛や腹痛もアレルギーの症状で起きる**ということをご存知ですか？

実は頭痛や腹痛はヒスタミンの作用によって出ることがあります。

たとえば子どもに花粉症の症状があるとき、鼻水など典型的な症状のほかに、頭痛や腹痛を訴えることが少なくありません。

花粉症のお子さんはその時期になると、朝起きると頭痛がしたり、お腹がぎゅーっと痛くなったりすることがあります。そこで学校を休み、病院を受診します。でも、痛いのは朝だけで、夕方になると治ることが多く、下痢をしているわけでもない。日中、遊んでいるときは痛くない。検査をしても異常がない。となると「心の問題」にされてしまったり、「食物繊維をたくさん食べて」という話で終わってしまうこともあります。

アレルギー体質のお子さんは、花粉の時期にヒスタミンの値が非常に高くなります。ヒスタミンは全身に影響します。

胃腸薬でH2ブロッカーがありますが、この「H」はヒスタミンのこと。ですから抗ヒスタミン剤とH2ブロッカーは同じ意味なのです。

大人がH2ブロッカーを服用する目的は胃酸を抑えることだと思いますが、もともとは、ヒスタミンの受容体をブロックしてヒスタミンを出さない、というのがその役割です。

アレルギーの子どもの場合も、ヒスタミンが過剰に出て暴走している状態になると、胃酸が出すぎて朝ムカムカしてお腹が痛い、という状況が生まれます。

朝、目覚めてお腹が痛くてトイレに行っても、下痢はしていない。でも、痛いから学校には行きたくない、ということになります。


ヒスタミンは全身に影響すると言いましたが、脳にも影響を与えます。

花粉症などアレルギー症状があるときに処方される抗ヒスタミン剤を飲むと眠くなることがありますが、それは脳に作用しているヒスタミンがブロックされるから。ヒスタミンが作用しすぎると、めまいや頭痛を起こします。

本来、ヒスタミンは体内で分解されるものです。

ヒスタミン分解酵素は、小腸の粘膜で作られます。でもアレルギーの強い子、つまりお腹のトラブルを抱えている子は、ヒスタミン分解能力が弱いので、分解しきれず、ヒスタミンが体内で暴走してしまうのです。

普通なら軽いくしゃみで済むようなものでも、分解能力が弱いために、ヒスタミン過剰になってしまうということになります。

花粉症のお子さんに薬を飲ませることに抵抗があるお母さんも多いと思います。実際、抗ヒスタミン剤などアレルギーの薬が処方されているのに、点鼻薬だけで済ませている場合がとても多いのです。でも、点鼻薬で鼻だけピンポイントでなんとかしようとしても、腹痛や頭痛は治りません。

頭痛や腹痛がひどく、花粉症や鼻炎のお子さんに抗ヒスタミン剤を服用してもらうと、すべての症状が治ってしまうことはよくあります。

もう一度おさらいしましょう。

アレルギーを起こしやすい子はヒスタミンの分解能力が弱い、同時に副腎疲労を起こしているので、その原因となるお腹のトラブルを抱えている（腸の炎症を起こしている）、ということになります。

「風が吹けば桶屋が儲かる」ではありませんが、一見、体や心にとっても何も関係ないように思えることにも、実は影響を及ぼしています。

そのベースとなっているのが副腎疲労であり、腸のトラブルなのです。

副腎疲労の原因となるお腹のサポートをすることが、結果的にヒスタミンの暴走を抑えることになり、あらゆるアレルギーの全身症状を抑えることにつながります。

最初に皮膚と脳がつながっている話をしましたが、アレルギーの状態をよくするには、一にも二にも、腸の状態をよくすること。腸の状態をよくするとは、グルテンやカゼイン、糖質の多い食事をなるべく避け、腸の炎症を起こさないことです。炎症が治れば、結果として副腎疲労が改善することになるので、アレルギーの改善につながります。

ただ、すぐに結果が出ることではないので、少なくとも結果が出るまでは、子どもが食べたがらないものは、無理に食べさせないというサポートをしましょう。

ケース7　おなかが弱い（慢性便秘、下痢）

食物繊維不足でも運動不足でもない。「おなかのカビ」が原因だった

お腹が弱い、お腹にトラブルを抱えていることが、大きな影響を与えていること、子どもが抱えている体や心の問題のベースにお腹のトラブルがあることは、ここまで読んでいただいた方なら、十分わかっていただけると思います。

繰り返しになりますが、副腎疲労を起こしている子どもは、お腹が弱いのです。

逆に言えば、お腹のトラブルが解決できれば、子どもの問題の多くが軽減されるでしょう。

一般的に「お腹が弱い子」は、ただ「便秘や下痢をしやすい子」とひとくくりにされやすいものです。

食物繊維を食べなさいと言われたり、運動不足だと言われたりするのです。

あるいは「お腹が痛い」という理由で学校に行きたがらないと心の問題にされたり、自律神経の問題にされたりします。

もちろん心の問題が隠されていることもありますが、お腹が痛いことの背景には、実にたくさんの原因が隠れています。

●「おなかのカビ」にヨーグルトは逆効果

大人にも増えていますが、子どもにも急増しているのが**SIBO（シーボ）**です。

SIBOは小腸内細菌増殖症のこと。小腸にいる菌が異常に増殖することで起きてしまう病気です。

もともと小腸には多くの菌が存在しているわけではありません。でも、腸内細菌のエサとなるようなグルテンや糖質を多くとっていると、菌が増殖してしまうのです。

本来、小腸には栄養を吸収する働きがありますが、小腸の機能が低下すると、栄養を吸収できないまま、大腸に運ばれてしまいます。

大腸では、栄養が含まれる食べものがどんどん運ばれてくるので、大腸菌が大増殖！　収まりきらなくなった菌たちは小腸に流出。こうして小腸内に細菌が増殖してしまい、ＳＩＢＯとなります。

食事をすると下腹部がポッコリ出てしまう子、お腹が張って苦しくなる子、ガスばかり出る子がいたら、もしかするとＳＩＢＯかもしれません。

ＳＩＢＯの場合は、まず、体に悪さをしている毒素を減らすこと、つまり腸にいて大渋滞を起こしている菌たちを減らすことが必須です。

悪い菌やカビを減らすためにできるのが、グルテンや糖質、甘い食べものなどの摂取を減らすこと。

よくお腹にいいからと**乳酸菌を含むヨーグルトを食べたり、発酵食品をとったり、食物繊維が多い食材をとったりしがちですが、ＳＩＢＯの状態のままでは、よけいにカビや菌を増やすことになって、逆効果！**

まずはこれらの摂取を控え、腸の粘膜を整えることを優先します。体にいいものをとるのは、それからです。

ケース❽ 夜尿（おねしょ、おもらし）

しつけや水分のとりすぎではなく、食生活の改善で治せる

「もうすぐ小学生になるのに、おねしょが治りません」

同じような悩みを持つ人は多いでしょう。

それどころか、小学校高学年になっても、たびたび夜尿《やにょう》が見られる、と悩んでいるお母さんもいらっしゃいます。そのたびについ、お子さんを叱ったりしていませんか？

夜尿は、しつけができていないせいではありません。悩んだ末に小児科を受診して、抗利尿ホルモンを服用して解決する場合もありますが、服用をやめれば再びおねしょをしてしまい、薬を服用し続けることになります。また、何よりそれでは根本的な解決にはなりません。

菓子パンやお菓子に含まれる「カビ毒」が脳に悪影響！

お母さんと一緒にクリニックに来たA君は小学校5年生。毎日ではないものの、いまだに夜尿が治らないといいます。5年生、6年生になると学校で宿泊行事があるので、それまでに治したいとのこと。

カビ毒の検査をしてみると、数値がとても高いことがわかりました。

そうです。**夜尿もカビ毒が原因になっていることが多い**のです。

カビ毒であるマイコトキシンは、アルツハイマー病の原因の一つともいわれていることからわかるように、脳にダイレクトに影響します。

マイコトキシンは脳の視床下部や下垂体にも影響を及ぼすと言われています。

人間にもともと備わっている抗利尿ホルモンは下垂体から分泌され、尿量を減らす作用があります。抗利尿ホルモンが作用して尿量を減らすことで、夜間の尿量をコントロールしています。でもマイコトキシンが下垂体に影響を及ぼすため、うまく作用することができず、夜尿が長引いてしまうのです。

A君の場合も緊張しておねしょをしてしまうわけではなく、カビに侵されたことによる夜尿です。

とはいえ、もともと夜尿を起こしやすい状態なので、ストレスがかかる状況になると、おねしょをしやすくなります。とくに学校の宿泊行事では、家庭のように食事をコントロールできません。パンやお菓子など、カビ毒が多いものを普段より多く食べることになるため、カビ毒が増えやすくなります。

さっそくA君にはカビ毒の治療をし、食べものにも気をつけてもらって、宿泊行事が始まる前に夜尿を治すことができました。

早めに手を打ったことでA君の場合はうまくいきましたが、なかにはせっかく治ったにもかかわらず、中学生になって買い食いをするようになり、またカビ毒が増えて、中学3年生で再び夜尿になってクリニックに来る子もいます。

お母さんが「また食生活が悪くなったので、早めに先生のところに行って話を聞くようにって連れてきました」とおっしゃいます。中学生や高校生になって行動範囲が広がると、家庭の食事だけではコントロールできなくなるので、子ども自身の自覚が必要になってきます。

夜尿外来を受診しても、ほとんどの先生はマイコトキシンの話はしてくれません。薬を処方されたり、夕方以降の水分の摂取を控えるような指導をされるだけでしょう。

ディスレクシア（識字障害）とカビ毒が関係していることについて、第1章でお話ししましたが、クリニックにいらっしゃるお子さんを診ると、**夜尿とディスレクシアとカビ毒の3つが結びついているケースがとても多い**ことを実感します。

ただでさえ、本が読めない、字が上手に書けない、ローマ字を何度も間違えるなど学習についていけないで困っているお子さんに、夜尿もあるとなると、どんどん自己評価が低くなってしまいます。

繰り返しますが、私たちがいちばん危惧しているのは、病気やカビ毒などよりも、子どもの自己評価が下がり、生きづらくなってしまうことです。

でも、もしこのように原因がはっきりすれば、食生活や環境を変えることで改善できます。そうすれば子どもの性格も変わり、その子の将来まで変えることができます。

お母さんやお父さんをはじめ、まわりの大人が、このような子どもの生きづらさに気づいてあげられたら、と願います。

第2章

副腎疲労をわが家で治す7つの習慣

――〝引き算のケア〟で心も体も脳もスッキリ！

●副腎ケアの基本ルールはカンタン！

第1章では、子どもに見られる困った症状から、その原因についてお伝えしました。
第2章では、子どもの副腎をケアして副腎疲労にさせないために、日常生活で具体的にできることをお話ししましょう。

副腎ケアの基本ルールはとてもシンプル。

①体に負担になるもの、毒素になるものをなるべく「入れない」
②毒素はためずに、こまめに「出す」
③体にいい栄養素を「入れる」

たったこれだけなのです。
この3つを心がけることで、副腎は元気になり、子どもの〝困った〟症状もかなり改善されると自信を持って言えます。

副腎から分泌されるホルモンの材料となるのは食べもの。副腎に負担がかかるものは避け、負担がかかるものを食べてしまっても出せる体にし、同時に副腎にいい食べものを選んでとることが大切なのです。

「入れない」「出す」「入れる」。この中で家庭でも負担なく実践でき、最も効果があるのが「入れない」。これなら体に負担もかからず、お金もかかりませんよね。

重要なのは、「何が毒素なのか」を親が知っておくこと。

子どもが買い食いする年齢でなければ、そして学校給食が始まらない未就学児であれば、毒素が家庭の食卓に並ばなければ、それだけで子どもは毒素を「入れない」食生活が送れます。

放っておけば、現代の食卓は毒素だらけ。まずは、体に悪いものを入れない「引き算のケア」だけでも実践してみる価値アリ、なのです。

①副腎を疲れさせる食べものを控える

●新常識！　脳は腸から治す

第1章で、腸と脳は関連性が高いとお話ししましたが、**「脳腸相関」**という言葉があるくらい、脳と腸の関係は深いものです。

今の医学では、「脳は腸から治す」という流れになりつつあります。もちろん子どもも例外ではありません。

クリニックにいらっしゃるお子さんに話を聞き、調べていくと、ほとんど全員、腸になんらかのトラブルを抱えていることがわかります。

下痢、便秘、ガスがたまりやすい（おならが出やすい）といった症状は、副腎が弱ったことで起こりやすい腸のトラブルです。副腎が疲れ切ってコルチゾールの分泌量が不足すると、胃腸の粘膜組織の修復がうまくできなくなってしまいます。それだけではなく、消化酵素も出にくくなるため、便秘や下痢、胃炎などにも結びつきやすくなります。

すべての心身の不調のベースには、必ず腸のトラブルがあります。そして**副腎ケアのスタートも「腸」から**。

詳しくはあとで説明しますが、腸のトラブルを起こしているのは第1章でも出てきたカンジダなどのカビ類や細菌です。腸のトラブルと書いていますが、具体的に起きているのは「小腸の炎症」です。

小腸の粘膜の炎症が進んで損傷が起きると、細胞と細胞をつなぐ〝接着剤〟の役目をしているタイトジャンクションがゆるんで腸管壁に穴が開き、腸もれを起こします。

この状態を**「リーキーガット症候群（腸もれ症候群）」**といいます。

健康な腸の粘膜の場合、たとえ体にとって有害なものが入ってきても、粘膜でブロックして、必要なものだけを吸収します。

ところが、腸の粘膜が傷ついて薄くなっていると、腸粘膜のバリア機能は低下し、粘膜の網の目が粗くなります。

目の荒くなったザルが何でも通し放題なのと同じように、体にいいものも有害なものも腸粘膜を素通りできてしまいます。バリア機能が高ければ通すことのない細菌や有害物質、未消化のたんぱく質なども、簡単に通り抜けてしまいます。

腸の免疫のバリアが崩壊状態になっているので、腸のトラブルだけでなく、食物アレルギーやアトピー性皮膚炎や感染症など、さまざまな免疫系の病気や疾患を発症させてしまうのです。

これらの炎症を抑えるために、副腎が必死に働き、コルチゾールを大量に分泌させるので、副腎は疲れ切ってしまうという悪循環に陥ります。

副腎疲労がある子どもには、お腹（腸）のトラブルがありますが、これは考えてみれば当たり前のことだったのです。

●まず、注意したい食べものは3つだけ！

腸は食べものに直接触れる臓器です。食べものは口から入り、食道と胃を通って腸に到達します。

口から腸、肛門までは、言ってみれば1本のホースのようなもの。水道の蛇口から流れた水はホースの内側に触れますね。腸に入った食べものも同じで、体の中にあるように見えて、実は体の外にあるようなもの。腸は口から入った食べものを消化・吸収するための外界にある臓器とも言えるのです。

だからこそ、腸の粘膜を直接傷つけるような食べものを「入れない」ことが重要になってきます。

では、腸を守るために何を「入れない」ようにすればいいのでしょうか。ここではまず、3つだけ覚えておいてください。

①グルテン（小麦に含まれているたんぱく質）を避ける
②カゼイン（乳製品に含まれているたんぱく質）を避ける
③糖質（炭水化物）や甘いものを減らす

「グルテンフリー」「カゼインフリー」「糖質制限」という言葉を聞いたことがあるかもしれませんが、右の3つを「入れない」ことと同じ意味です。

この3つはすべて小腸の粘膜に炎症を引き起こす元になります。その炎症を抑えるために副腎のコルチゾール（ホルモン）が浪費されてしまうので、結果的に副腎を疲れさせてしまうのです。

●「パン好き」「乳製品好き」こそ知っておきたいこと

まず「グルテンフリー」と「カゼインフリー」について説明しましょう。

グルテンを含む食材は、パンやパスタ、ピザ、うどん、ラーメンなどの麺類、シリアル、カレーのルー、餃子の皮やお好み焼き、フライの衣、クッキーやケーキ、ドーナツ……。またカゼインは、牛乳やチーズ、ヨーグルトや生クリームなどの乳製品に含まれています。どれも子どもが好きなものばかりですね。そのため、

「それでは、子どもが食べられるものがなくなってしまいます」

「うちの子はパンやパスタが大好きなんです。やめられるでしょうか?」

という質問をされることがよくあります。

たしかに、「うちの子、毎日食べてるけど平気だし」「大好きな食べものを食べさせないのはかわいそう」と思う気持ちはわかります。

ところが、検査をしてみると、パンや麺類が大好きで毎食のように食べたがる子、牛乳やチーズ、ヨーグルトが大好きな子ほど、体内に問題を抱えているケースが多いのです。

これは、**ためしに2~3週間、食べるのをお休みしてもらうと、症状が改善したり、集中力がアップしたりする**のでわかります。

なお、お子さんがグルテンやカゼインをやめられないのには、理由があります。

それはグルテンの「グリアジン」という成分には麻薬のような強い中毒作用があり、食べ続けるともっと食べたくなるから。

同様に、カゼイン由来の「カソモルフィン」はモルヒネとよく似た化学構造を持ち、中毒性が高いからなのです。

また、グルテンフリー・カゼインフリーは、実は日本人は実践しやすいのです。

パン食をやめ、なるべく米食にする（お米は糖質なので適量を）。

たとえば**朝食なら牛乳とトーストとヨーグルトから、ご飯と味噌汁に。夜食は麺類ではなく、おにぎりに。**

乳製品をやめる代わりに豆乳製品に。

献立を和食中心にすれば間違いありません。

パンやパスタ、ピザが大好きな欧米人に比べれば、簡単に実践できるはずです。

小学校以上のお子さんの場合は学校給食があり、ここは制限できませんが、少なくとも朝食と夕食でコントロールできればかなり変わってくるでしょう。

●「おやつに甘いもの」は腸内のカビを育ててしまう

糖質も、グルテン・カゼイン同様に腸の粘膜を荒らします。なぜなら、糖質が腸内でカビのエサになるからです。

ここでいう糖質とは、主食となるような炭水化物や甘いもののことを指しています。糖質をとりすぎると腸内環境が乱れ、「カンジダ」というカビの一種が腸に繁殖する、という話を第1章でしました。

カンジダそのものは常在菌なので、腸内細菌のバランスがいいときは悪さをしません。でも、甘いもの（糖質）をとりすぎると一気に増えて悪さを始めます。

カンジダは甘いものが大好物。そう、カンジダが糖質をエサにして一気に繁殖するのです。

食事のあと、満腹になるほど食べていないのに、お腹がポッコリ張る場合、カンジダがお腹の中で発酵して、ガスが発生している可能性が高いでしょう。変な話ですが、カンジダをたくさんお腹の中で飼って（？）いる人は、おならも臭い特徴があります。これも、カンジダが悪さをして腸内細菌の悪玉菌が発酵しているからです。

腸のトラブルがなくなり、お腹の調子がよくなると、便もおならもにおわなくなります。

腸にカンジダが発生していると、腸の吸収力が落ちます。カンジダをなくすと、腸の吸収力がアップして体の調子がよくなります。

では、カンジダを撃退するにはどうすればいいのでしょうか。もうわかりますよね。カンジダにエサを与えないこと！　つまり、甘いものや糖質をできるだけ入れないことです。

とくに子どもは菓子パンやチョコレート、清涼飲料水が大好きです。白米やうどんやラーメン、焼きそばも大好きですよね。でも毎日のように口に入れていると、知らず知らずのうちに腸内のカビを育て、増やし、腸の粘膜を傷つけてしまうことに！

そして第1章で触れましたが、お腹のカビは精神面にも影響を与えることがあります。お腹のカビによって増えたシュウ酸で不安を感じやすい状態になることがあるのです。

糖質をまったくとらない生活は現実的に不可能です。でも、おやつでもお甘いお菓子を少なめにする、食べる回数を減らすなど、工夫してみてください。

またご飯などの主食は、食事の最後に適量とるようにしましょう。

腸と脳の密接関係！食事で学習トラブルや集中力低下が起こるしくみ

子どもにもっと集中力をつけたい、やる気をアップさせたい、勉強も運動も自分からすすんでやる子にしたい！　親なら誰でも願うことだと思います。

そんなときでも、まず見直すのは食事です。

お子さんを受験塾に通わせているご家庭で意外に多いのが、その際に食事をおろそかにしているケース。

お弁当を持たせて遅くまで塾で勉強をさせているのに、その中身が冷凍食品ばかりだったら、学んでいることも頭に入らないですし、疲れもとれません。ガソリンが切れた車のアクセルをいくら踏んでも動かないのと同じです。

必要な栄養が足りない状態で、有害な物質がどんどんたまっていけば、脳も体も思うように働かなくなるでしょう。

塾に高い月謝を払うより、子どもの食事を見直したほうが学習効果は上がるといっても過言ではありません。

先ほど「脳腸相関」のお話をしました。

実は、先に紹介した小腸の粘膜を荒らす食事が原因で、腸管壁に穴が開いて**腸もれ（リーキーガット）を起こすと、有害物質が血流に乗って脳まで到達し、脳もれ（リーキーブレイン）につながっていくのです**（詳しくは図参照）。

つまり、腸の状態が悪いと、脳にも有害物質が入ってくるということです。

もともと人間の脳には「血液脳関門」というバリア機能があり、脳を守るために有害物質が簡単に入らないようになっています。

腸もれ《リーキーガット》は脳に悪影響！

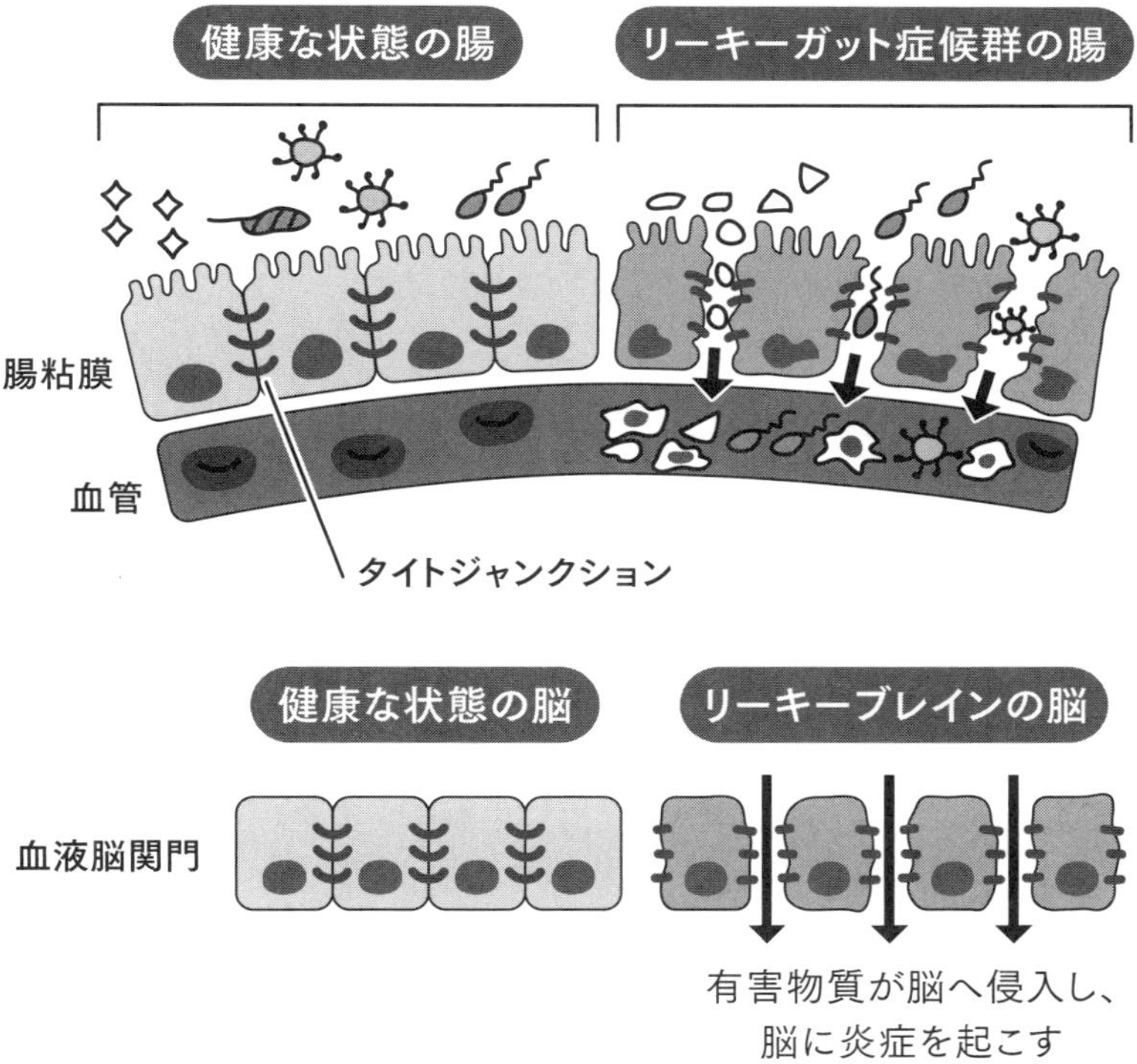

食事などが原因で腸の粘膜が炎症を起こすと、タイトジャンクション（細胞同士の接着剤）がゆるみ、有害物質を通してしまう。それが血流に乗って脳へ。血液脳関門（脳のバリア機能）のタイトジャンクションがゆるむと、脳内に炎症を引き起こし、発達障害やうつなど脳神経系の問題が生じる引き金に。

ところが腸もれ（リーキーガット）が起こると、そのバリアがゆるんでしまい、たやすく有害物質が侵入してしまうために、脳の炎症が起き、脳もれ（リーキーブレイン）になってしまうのです。

なぜ、本来、脳を守ってくれるはずのバリアはゆるんでしまうのでしょうか。

様々な要因がありますが、なかでも「小麦製品（グルテン）のとりすぎ」が関与していることが知られています。

ここからさらに専門的な話になりますが、まずグルテンの構成成分の一つであるグリアジンが細胞膜に刺激を送り、ゾヌリンという物質を分泌させます。

このゾヌリン、細胞と細胞の間にすき間をあける作用があります。

過剰なゾヌリンが小腸の粘膜に作用すると、小腸のタイトジャンクション（細胞と細胞をぴったりすき間なくくっつける細胞間の接着剤）がゆるんでしまう（→リーキーガット）。

そして血流に乗って脳まで到達したゾヌリンが血液脳関門に作用すると、脳のタイトジャンクションをゆるめてしまう（→リーキーブレイン）ことがわかっています。

とくに10歳までは、グルテンやカゼインの影響を受けやすいと言われています。

その影響の一つが、ブレインフォグです。

ブレインフォグとは、脳に霧がかかったような状態のこと。集中力や記憶力が低下し、頭がボーッとしてしまうのです。

そうなれば当然、学習のトラブルも起きてきます。たとえば本を読んでもその内容が頭に入ってこない、ちゃんと見ているつもりなのに見えていないといったことも起こります。

脳もれ（リーキーブレイン）を防ぐには、まず腸の状態をよくすること、つまりグルテンとカゼイン、そして糖質の摂取を控えることが挙げられます。

それ以外にも、このあとお話しする加工食品やカビ毒などあらゆる毒素をなるべく体内に入れないこと、規則正しい生活をしてストレスをためないこと（副腎を疲れさせないこと）などがあります。

●「腸内環境をよくするために乳酸菌をとる」の間違い

お腹の調子を整えようと一生懸命になるお母さんがやってしまいがちなのが、「お腹にいい」「腸内環境をよくする」と言われているものを「入れる」こと。

たとえば、乳酸菌入りヨーグルトを子どもに食べさせることがありますが、これはカゼインをせっせととり続けることにもなり、まったくの逆効果！

同じように、腸の状態が悪いお子さんには、発酵食品も食べさせないほうがいいでしょう。

なぜなら、発酵食品はカビだから！　お腹のカビが多くて不調を起こしているのに、別のカビを入れても事態は解決しません。

もともとお腹の調子が悪い子は、発酵食品が好きではないことが多いようです。カビのいるところにカビを押し込むようなことになるので、本能的に必要としていないのでしょう。

だから私たちは子どもの治療をする場合、発酵食品も一度やめていただいています。ちなみに味噌汁もカビがあるお子さんは好きではありません。治療が進み、お腹のカビが減ってくると、味噌汁も発酵食品も食べられるようになります。

乳酸菌と同じで、オリゴ糖など腸にいいと言われているものも、お腹の調子が悪いときは要注意。オリゴ糖は、腸内細菌のいい菌のエサにもなると同時に、悪い菌（カビ）のエサにもなってしまい、腸内細菌が一気に増えてしまうからです。

お腹の調子を整えたいとき、まず親にできることは、いいものを「入れること」よりも、悪いものを「入れない」ことなのです。

②加工食品より素材そのものを食べる

●現代人の身のまわりは毒素だらけ

腸を整えたら、次は肝臓の機能をアップさせて、「出せる」体にすることが重要なポイントです。

私たちは毎日の食事などから、常に体に毒素をため込んでいます。それを解毒してくれるのが肝臓の役目。

腸が「体の入り口」だとしたら、肝臓は「体の出口」です。

普段、私たちは日常生活で、ほとんど肝臓を意識しないで過ごしています。でも、肝臓は見えないところで驚くほどたくさんの働きをしています。

言ってみれば、**肝臓は体の解毒工場**。体に有害な物質を分解して無毒化し、尿や胆汁を通じて体外に排出しています。肝臓は一日24時間、365日、休むことなく私たちの体に入った毒を解毒し続けています。

そんな肝臓に、次から次へと毒素がやってきたら、どうなるでしょうか。肝臓が解毒するものが多すぎて、オーバーワークになってしまいます。

「でも大人に比べれば、子どもにはそれほど解毒するような毒素はないだろう」

そう思われるお母さん、お父さんは多いかもしれません。

ところが、現実はそうではありません。

残念なことに、大げさではなく今のお子さんは毒素まみれです。2005年のデータになりますが、赤ちゃんの臍帯血《せいたいけつ》（へその緒に含まれる胎児血）にどのくらい毒素が含まれているか調べたものがあります。その毒素の種類の数は、なんと200種類もあったのです。もう15年以上も前のデータなので、現在はもっと増えていることでしょう。

生まれたての赤ちゃんはまっさらで、汚れひとつなく、毒素とは無縁だと思ったら大間違い。生まれながらに200種類もの毒素にまみれて生まれてくるのです。最近は幼稚園や保育園児でも花粉症になると書きましたが、それもそのはず。生まれながらに小さなコップの中に毒素があふれ、ギリギリの状態のところに、ほかの毒素が入ってくるのですから。簡単にコップの水があふれ、本来、子どもだったらなりえない花粉症になってしまうのです。

大人よりもずっと小さい子どもの肝臓の解毒工場は、生まれながらにフル稼働。解毒しきれない毒素は体内にまき散らされることになり、さまざまなところで炎症を起こします。その火消しのためにコルチゾールが使われ、副腎を疲れさせてしまいます。これでは、副腎疲労が低年齢化してしまうのも仕方がないことかもしれません。

●「ハム・ベーコン・ソーセージより肉」「魚の缶詰より魚」を選ぶ

そんな環境の中で私たちにできることは、解毒工場がしっかりと元気に稼働できるように、子どもたちの肝臓になるべく負担をかけないこと。つまり、体の中になるべく毒素を「入れない」ことなのです。

何かを体に入れて肝臓を元気にするよりも、毒素を入れないように心がけることが重要だと覚えておいてください。

腸と同じように、肝臓に対しても「引き算のケア」をしていきましょう。

毒素を入れないためには、当然、口から入る食べものに意識を向けることがポイントです。

難しく考えることはありません。

加工された食品ではなく、なるべく素材そのものを食べることを心がけるだけです。

たとえば、ハム、ベーコン、ソーセージよりも肉を選ぶ。魚の缶詰よりも魚そのものを選ぶ。なるべく調理済みの総菜よりも、素材を買って手作りをする。

おやつなら手作りがベストですが、無理ならせめて、**スナック菓子ではなく、おせんべいやサツマイモ**にする。

これなら、今日から簡単にできるのではないでしょうか。

ただし、魚の場合は、マグロなどの大型魚は避けたほうがいいでしょう。大型魚は食物連鎖の過程で、たくさんの水銀（重金属）がたまっているからです。それを口にすると、私たちの体にも重金属がたまっていき、肝臓はもちろん、副腎にも負担がかかってしまいます。

魚を食べるなら、**大型魚よりも「まな板にのるサイズの魚にする」**のが無難です。

●加工食品を弁当に入れない「地味弁」で集中力がアップする理由

加工食品の何が問題なのかというと、主に食品添加物によるミネラル不足があります。

今の子どもたちは、圧倒的にミネラル不足。

ミネラルとは、鉄や亜鉛、カルシウム、マグネシウム、カリウム、リチウムなどの微量栄養素です。

生きていくのに必要な栄養素でありながら、私たちの体内ではつくることができません。だから食事からとらなければならないのです。

今、なぜミネラル不足になっているのでしょうか。

外食やコンビニのお弁当、加工食品には、ほとんど（というよりまったく）ミネラルが含まれていません。それどころか、そこにたくさん含まれている食品添加物は、体内のミネラルまで奪ってしまうのです。

普通、ミネラルは食事で補給するものです。でも、食べれば食べるだけミネラルがなくなってしまう矛盾が起きているのです。

マグネシウム不足になればイライラして集中力は低下し、亜鉛不足になれば皮膚トラブルが起こりやすくなり、アトピー性皮膚炎は悪化、リチウム不足になれば、うつっぽくなります。

食品添加物の中でも、体内のミネラル不足の原因になっているのが「リン酸塩」。

リン酸塩は、ハムやソーセージなどの柔らかい食感を保つ役割や、防腐、発色をよくする目的で使われています。

リン酸塩の「リン」もミネラルの一つですが、私たちの体に欠かせないカルシウムはリンと結合することで体外に排出されてしまいます。

リン酸塩をとりすぎると、腸管からカルシウムが吸収されずにカルシウム不足となり、骨がスカスカになってしまいます。

カルシウムはマグネシウム、鉄などと連動して働くため、マグネシウムや鉄も一緒に排出されてしまいます。

ハムやソーセージと限定して書きましたが、リン酸塩はほとんどの加工食品に入っているといっても過言ではありません。

食品にミネラルが含まれていると、普通は色が錆《さ》び付いてくるはずです。それなのに、コンビニのお弁当はいつまでたってもきれいに発色していますね。ソーセージやハムだって色あせることなく、いかにも「お肉らしい」色を保つために、そして柔らかい食感を保つために、わざわざミネラルを除去しているのです。

わが家の息子のお弁当はいつも茶色っぽいおかずだらけの地味弁です。カラフルなおかずも、キャラクターもありませんが、友達にはいつも「おいしそうだな〜」とうらやましがられているようです。

「きれいなお弁当にはミネラルなし」と覚えておきましょう。

お弁当なら黒とか茶色ばかりの「地味弁」が正解。集中力もアップしますよ。

●大好きなジャンクフードのカビ毒が「学習トラブル」につながる!?

第1章で、カビ毒が学習障害やディスレクシアに関係しているというお話をしました。

日本でとくに多いのがマイコトキシンというカビ毒です。

アルツハイマー病の原因の一つがこのマイコトキシンと言われています。アルツハイマー病の脳内に、マイコトキシンが確認されているのです。

もちろん高齢者だけではなく、子どもの脳にカビ毒が入ると、認知機能の低下が起こります。これが学習障害やディスレクシアにつながるのです。

これを防ぐには、カビ毒を脳内に入れない、入っても出せるようにすることが大切です。

先ほど「リーキーブレイン（脳もれ）」の話をしましたが、脳もれになるということは、脳内に悪いものが入ってこないように関所の役割をしている血液脳関門のガードが甘くなってしまっているということ。

血液脳関門が適切に動かず、有害なものがどんどん入ってきてしまうと、子どもの学習トラブルや集中力の低下につながってしまうのです。


子どもが好んで食べるものほど、カビ毒は多く含まれています。とくに多いのが穀類のカビです。

たとえばジャンクフードは、安価に仕上げるために、安い小麦を使っています。この小麦にマイコトキシンがくっついているのです。小麦そのものはグルテンでもあり、二重の意味で体にとって有害です。

また、ジュースやお菓子類に入っている「コーンシロップ、果糖ブドウ糖液糖」に使われているコーン（トウモロコシ）もカビ毒のリスクが非常に高いものです。

子どもが好んで食べるお菓子やファストフードは、赤信号なのです！

ちなみに大人が好むナッツ類やドライフルーツ、コーヒー、ワインも海外から輸入されたものはカビ毒に侵されている可能性があります。国産のものを選ぶのが安心でしょう。

「うちの子は集中力がない」
「本を読みたがらない」
「ケアレスミスばかりしている」

こんな悩みの原因がカビ毒だとわかったら、子どもも親もラクになりますよね。

高齢者の認知症の場合は、認知症になる前の、認知機能が正常な状態がわかっているため比較しやすいのですが、子どもの場合は少々厄介《やっかい》です。

なぜなら、「本当にいい状態」が親子ともどもわかっていないからです。

親がカビ毒などほかの原因の可能性に気づいてあげないと、「努力が足りない」「やる気がない」と思ってしまいますし、子ども自身も「こんなに頑張っているのにできないから、もう無理なんだ」とあきらめてしまいます。

子どもを毎日の食事を通して本来の「いい状態」まで持っていってあげる。それができるのは親だけです。

大げさではなく、今まで見たことがないような世界に引き上げることで初めて、子ども自身も「今までの自分は具合が悪い状態だったんだ」と気づくのです。

ちなみに、マイコトキシンをはじめとしたカビ毒の検査は、基本的に尿検査で行います。朝一番の尿を取り、そこで検出されるカビ毒の種類を調べます。日本でも検査できる医療機関はたくさんあり、費用は5万円前後のところが多いようです。

●最新の研究でわかったアインシュタインの脳の秘密

脳内の細胞で最近注目されているのがグリア細胞です。

脳内で神経細胞が占めている割合は、10〜15%程度にすぎず、残りの90%くらいは

グリア細胞です。

グリア細胞は今まで、「役に立たない細胞」と言われてきました。

「私たち人間の脳は、生涯で10%しか使われていない」

という話を聞いたことがありませんか？　これは、残りのグリア細胞が役立たずだと思われていたからなのです。

でも、実は違ったのです。

グリア細胞は第二の脳とまで言われていて、神経細胞の栄養補給などのサポートや脳のバリア機能など、多くの役割を担っています。神経細胞が適切に動くには、いかにグリア細胞がいい状態でいるかが重要になってきます。

たとえば神経伝達物質が伝わるときに過剰になると、グリア細胞が「ちょっと量が多いので、吸収しますよ」と適切な量にしてくれたり、逆に足りないと「もう少し足しましょう」と適切な量にコントロールしてくれたりします。

また、グリア細胞には脳の免疫を担当する細胞もあり、脳の炎症をとってくれる役割まであることがわかってきました。

血液脳関門をくぐり抜けて、悪いものが入ってきて炎症を起こすと、グリア細胞が活性化して悪者をやっつけてくれるのです。

ただし、悪者が大量に押しかけてくると問題が起きます。マイコトキシンをはじめとした有害物質があまりにもたくさん入ってきてしまうと、大事な神経細胞まで一緒にやっつけてしまうことになるのです。

たとえるなら、ウルトラマンが怪獣をやっつけようとしたら、大切な民家やビルまでつぶしてしまうのと同じ状況になってしまうのです。毒素だけをやっつけたいのに、本来は死ななくていい神経細胞まで殺してしまうということです。

だから、いかにグリア細胞をいい状態に保ち、適切に活躍させてあげられるかがポイントになってきます。

それが、有害物質をできるだけ体に入れない、入れても出せる体にしておく、ということなのです。

アインシュタインの脳を解剖したときの話を聞いたことがありませんか。アインシュタインの脳は、私たち一般人よりも神経細胞がすごく多いのではないかと予測したら、実は同じだった、という話です。

それは事実だったのですが、実は、ずば抜けてグリア細胞が多かったそうです。結局のところ、アインシュタインは神経細胞の数ではなく、グリア細胞の出来がよかったというわけです。私たちも、いいグリア細胞があれば、脳は適切に素晴らしい働きをしてくれるのです。

今、アメリカではＡＬＳ（筋萎縮性側索硬化症）やＭＳ（多発性硬化症）などの脳の変性疾患が増えています。日本も例外ではありません。これらの変性疾患もグリア細胞が悪さをしています。

ここでも、いかにグリア細胞を過剰な毒素と闘わせないかが重要になってきます。ひとたび脳に毒素が入ってしまったら、グリア細胞は闘うしか選択肢はありません。

要は、脳に毒素が入らないようにすること、これしかないのです。脳に毒素を行かせないためには、普段から毒素を入れないこと。また、解毒ができるようにしておくことです。私たち人間は、肝臓という素晴らしい解毒工場をすでに持っています。脳には肝臓はありません。

突き詰めれば、いかに肝臓をいい状態に保っておくか、いかに肝臓をサポートできるか、なのです。解毒については、このあと詳しくご紹介していきます。

●家に毒素を入れないコツ

ここまで、いかに副腎疲労につながる体に悪いもの、毒素になるものを「入れない」かについて、お話ししてきました。

ところが、子どもに食べさせたくないものというのは、たいてい子どもが好きなものばかり。

「子どもがどうしても食べてしまうんです」

「食べさせないようにするのは難しいです」

そんな声もよく耳にします。

たしかに、いくら「食べるのをがまんしようね」と言っても子どもは泣いて食べたがるでしょうし、冷蔵庫を開けるとあるとわかっていれば、誘惑に負けて食べてしまうでしょう。

そうです。家に置かなければいいのです。

大人のダイエットと同じです。食べると太るとわかっているものは目に入れないようにすればいいわけです。

たとえば子どもと一緒にスーパーに行ったら、子どもが好きなパンやお菓子売り場を避けて通るようにします。

私たちもいろいろと失敗を重ねてきたのでわかりますが、子どもは〝習慣が好き〟な生き物です。

大好きなおやつがいつも決まった場所に入っていて、食べる習慣がついていれば、子どもはそれをやめようとしません。

でも、「もうどこを探してもない」とわかれば、やがて「ない」ことが当たり前になっていきます。

失敗してしまう原因の一つに「ごほうび」があります。

「頑張ったから、今日はごほうびだよ」「今日は特別だよ」という言葉は、子どもにとっては嬉しいものです。

たとえば旅行のときや、習い事で頑張ったときなどに、普段は我慢しているラーメンやパンやお菓子を食べてしまった、という話をよく聞きます。

でも、そうすることで子どもは「(ラーメンやパンは) 頑張らないと食べられないもの」「特別なときにしか食べられないもの」になってしまいます。逆に脳はその渇望感から、ものすごく欲するようになってしまい、逆効果!

ですから、「ごほうび」「特別」という言葉は使わないようにしてみてください。言い方ひとつで子どもの欲望を増加させ、親が見ていないときに盗み食いをしたり、買い食いをすることにもなりかねません。

子どもにとって、ごほうびの食事はキラキラ輝くもの。「わあ! ラーメンだあ!」となるよりも、あえてラーメンの地位を低くしてしまうのです (ラーメンだけではありません。あくまでもたとえ話です)。

親が「ラーメンしかないけど、どうする？」と言えば、「そうか、それしかないなら、家に帰ってごはんを食べたほうがいい」と言えるようになっていきます。

親の意識の切り替えが大切です。

「子どもが大好物のハンバーガーを食べさせてあげられないなんて、かわいそう」「お友達と一緒にお菓子が食べられないなんて、かわいそう」

そう思われるかもしれませんが、「子どものため」と思って、ためしに2週間、これまで紹介した「入れない」食生活、いつもの食べものを「やめるだけ」生活を実践してみてください。

体調がよくなった、症状がラクになった、など〝効果〟を実感できれば、きっとかわいそうじゃない！　と思っていただけるはずです。

③身近な毒から子どもを守り、デトックス

●毒素を出せない危険な体とは

もちろん、毒素は食べものの中だけにあるわけではありません。

たとえばカビは、食べものだけではなく空気中にもいます。

パンを置いておけばカビが生えますし、壁紙を剥がせばカビがあり、お風呂場にもカビが生えることからもわかるでしょう。

私たちは食事としてカビ毒をとるだけでなく、否応なく空気中から吸ってしまうのです。日常生活から毒素を完全にシャットアウトするのは不可能です。

だからこそ日々入ってくる毒をできるだけ遠ざけ、なおかつ「出せる体」にすることが大切なのです。

私たちのクリニックでも尿検査によるカビ毒の検査をしています。さまざまなカビ毒の数値がとても高い子どももたくさんいます。

でも数値が高いだけなら、まだ対処法がわかるからいいのです。いちばん問題なのは、さまざまな困った症状が出ているにもかかわらず、尿からカビ毒がまったく検出されない子です。

つまり、その子は「毒を出せない体」になってしまっているということ。

何が悪さをしているかもわからないので、治療にも時間がかかり、なかなか本来の「いい状態」には戻らないのが現実です。

尿からカビ毒が検出されるのは、裏を返せば、体はちゃんと出そうとしているということ。問題がなければ、体の中に入ったものは、日々の尿で出て行きます。

今の子どもたちは、カビ毒以外にも、体外に出さないといけないものが多すぎて、体の中では毒素の大渋滞が起こっているのです。ほかにどんな毒素があるのか、説明していきましょう。

●寝室のクローゼットにドライクリーニングを置いていませんか

カビそのものと違って、カビ毒は目に見えないものです。

日常生活でカビ毒を意識して暮らしている人はまずいないでしょう。でも、食事として口から入るものだけでなく、カビ毒が起こりうるような環境を作らないことも非常に大切なことです。

また、カビ毒以外にも、私たちはさまざまな毒素にさらされています。

有害物質や化学物質は口からだけでなく、鼻や皮膚からも入ってきます。

夜なかなか寝ない子がいます。

たいていはお母さんやお父さんから、

「いつまで起きているんだ、早く寝なさい！」

「ゲームばかりやっているからよ」

「早く寝ないと大きくなれないわよ」

などと毎日のように注意されていることでしょう。

でも、もしかすると、お子さんの宵《よい》っ張《ぱ》りの原因は、寝室の環境にあるのかもしれません。

お子さんの寝室には何が置かれていますか？

もしかしてクローゼットの中に、クリーニング屋さんから受け取ったビニール袋がかかったままの衣類が置かれていませんか。

ドライクリーニングには主にブロモプロパンと呼ばれる有機溶剤が使われています。これを寝室で無意識のうちに吸い続けることによって、頭痛や疲労感が出ている子どもが多いのです。それが不眠につながります。

ドライクリーニングに使われているクローゼットの扉が閉まっていても、扉には隙間があるので、寝ている間に鼻から吸い続けていることになります。

寝ている時間はバカにできません。どんなに食事に気をつけていても、8時間寝ているとすれば、一日の3分の1は、有害物質を体に入れ続けていることになるからです。子どもが「頭が痛い」「夜眠れない」と訴えるのは、やる気や根性、夜更かしの問題ではなく、もしかすると有機化合物の問題である可能性もあるのです。

クローゼットにドライクリーニングを置いてあるご家庭は、寝室に空気清浄機を置きましょう。

空気清浄機をリビングに置いているご家庭が多いのですが、リビングより寝室、です。そして衣類のクリーニングをしたら、ビニール袋はすぐにとり、衣類をしばらく風通しのいい場所にかけておくのもいい方法です。

●消臭剤やカラーリング剤、化粧品からの「経鼻毒」に注意！

ドライクリーニングだけではありません。コマーシャルなどで盛んに宣伝している消臭剤や洗剤、柔軟剤や殺虫剤、化粧品、芳香剤など（化学物質）はもちろんのこと、喫煙や排ガス（カドミウム）、カラーリング剤や塗料（鉛やカドミウム）やカーテンやマットレスの難燃剤など、住環境にまつわる毒素は、たいてい鼻を介して体内に入る「経鼻毒《けいびどく》」です。

ちなみに発達障害のお子さんを検査すると、殺虫剤などに含まれるピレスロイドの数値が高いケースが非常に多いものです。

ピレスロイドは自閉症のリスクを上げることもわかっています。

もし家庭で虫除けをしたい場合は、ハーブ系の安全なものを使うようにするといいでしょう。

また、芳香剤も多動に関係しています。

クリニックにいらっしゃるお子さんで、それまで症状が落ち着いていたのに、タクシーに乗ってこられる間に、車内の芳香剤にお子さんが反応して、多動の症状が出てしまったケースもあります。

経鼻毒の怖いところは、目に見えないだけに、口から入るものよりも無自覚なことです。どれだけ家庭の環境を整えていても、外からの影響が避けられない面もあります。

さらに怖いのは、空気を吸うだけでも水銀をせっせと取り入れているということです。水銀やカドミウムといった体にダメージを与える有害重金属は、大気にも含まれています。

最近はマンションなどでも空調設備が整っているので、24時間換気が一般的になっています。いかにも衛生的ですが、よほど空気がきれいな自然に囲まれた環境でない限り、どんなに換気をしても、汚染された空気を出し入れしているだけなのです。

鼻から入った毒素も、食べものと同じように、肝臓で解毒されます。鼻の粘膜にある毛細血管から血流に乗り、体内を巡って肝臓で解毒されるのです。

また、空気として肺に入ったものは、そこから細胞を通して血流に乗ります。

血流に乗った毒素は、全身を巡ります。

食べものの毒素が腸に入っても、便として排泄されれば解毒できますが、鼻を通して肺に入った場合はそうはいきません。便のように捨てる場所がないので、体内を巡ってしまいます。だから、いかに「いい空気を吸うか」が大事になってくるのです。

●日焼け止めクリーム、シャンプー…「経皮毒」とは？

皮膚から吸収される化学物質もあります。

先に説明したドライクリーニングや柔軟剤や洗剤も、鼻から吸うほかに、直接肌に触れる衣類を通して体に悪影響を及ぼすことがあります。肌に直接つける化粧品やシャンプーも同じですね。

最近、とくにお子さんに気をつけてほしいと思うのは日焼け止めクリームです。

ハワイでは2021年から、サンゴ礁への有害性を指摘される物質を含んだ日焼け止めの販売や流通を禁止することになりました。販売禁止になるのは、コンビニエンスストアなどで一般的に売られているような日焼け止めです。

考えてみたら、非常に怖いことです。サンゴが死んでしまうようなものを人間が塗っているのですから。

念のため、サンゴは植物ではありません。イソギンチャクなどと同じグループに属する動物です。そんな動物をダメにしてしまう日焼け止めに含まれているのは、オキシベンゾンとオクチノキサートという化学物質です。

直接塗っていないサンゴに影響するものを、直接肌に塗っている恐ろしさ。

夫の龍介はこのことを知ってから、日焼け止めを使うのをやめました。紫外線の害よりも怖いと判断したからです。

日焼け止めは塗る範囲も広く、何時間も持ち、水につけても落ちにくいものです。とくに最近はクリーム状のものやジェル状のものなど種類も増えて、より肌への浸透がよくなっています。石鹸で洗ってもなかなか落ちないことを実感している人も多いのではないでしょうか。そうなると、有害物質が知らず知らずのうちに体内に蓄積されてしまいます。

保育園や幼稚園などでは、以前に比べて日焼け対策が浸透しているため、しっかり日焼け止めを塗るケースも多いようです。

日焼けによるトラブルもあるので、夏の必需品と言われますが、日焼け対策をするなら、帽子や日傘を使うか、日焼け止めクリームを塗るタイミングや量を検討する必要があるでしょう。

日焼け止めクリームを選ぶなら、オキシベンゾンとオクチノキサートを含んでいないもの、昔ながらの白くしっかり塗り跡が残るような肌に優しいものを選ぶといいでしょう。

今日から始められるデトックス習慣

毎日の生活の中で、少しでも毒素を排出するための環境を整えることも大切です。

デトックス（解毒）タイムとしておすすめしているのが入浴です。入浴は夏でもシャワーで済ませたりせず、湯船につかってしっかり汗を出すことが大切です。

汗をかくだけでも体にとっては最高のデトックスです。

最近のお子さんは、汗をかきにくくなっています。また、体調が悪いお子さんほど、汗をかきません。それだけでなく、汗をかくこと自体を嫌います。なぜなら、汗をかくことでミネラルが排出されてしまうからです。

ミネラルを排出すれば、より一層体調が悪くなってしまうことを本能的に知っているのです。

だからといって汗をかかなければ、デトックスすることができません。

ですから、ミネラルを補充しながら汗をかく必要があります。それができるのが、入浴タイムというわけです。

せめて入浴タイムだけは、家族でゆっくり湯船につかって汗をかくようにしてください。

重金属や化学物質は便や尿として排出できますが、有機溶剤（香水やホルムアルデヒドなど）は、汗からしか出せないものがあります。**入浴時に入浴剤代わりに重曹（アルミフリーのもの）を入れると発汗作用があり、美肌効果もあります。**

重曹のほかにおすすめしているのが「エプソムソルト」です。「ソルト」といっても塩ではなく、硫酸マグネシウムです。

エプソムソルトは、欧米人が３００年ほど前から行っている解毒の習慣で、入浴剤として使われています。最近は、日本でもタレントやモデルさんが紹介しているので、美容の面からも注目を集めています。

発汗しやすいだけでなく、マグネシウムが皮膚から吸収されるので、ミネラルを補うことができます。

エプソムソルトのお風呂に入ると神経的に落ち着き、筋肉のコリがとれる、夜ぐっすり眠れるなどの効果があります。

風呂釜を傷めることもなく、サビることもなく、追い焚きも可能です。大きな薬局やインターネット通販などで購入することができます。

●デトックス食材で毒出し

肝臓の働きを高め、デトックスのサポートをしてくれる食材をとることもおすすめです。

解毒作用の食材はズバリ、**薬味や香味野菜、ハーブ、スパイス**と言われているものです。

たとえばネギ、ショウガ、シソ、ミョウガなどの薬味、ニンニク、玉ネギ、パセリ、ミント、バジル、パクチー、ウコン（ターメリック）などのハーブやスパイス類です。

また、解毒の回路をうまく回すのに必要なのが、硫黄《いおう》成分（イオウ化合物）です。硫黄成分は独特のツンとした刺激臭が特徴。ニンニクやニラ、玉ネギなどのおなじみの薬味や香味野菜のほかにも、大根やわさび、キャベツ、アサツキ、らっきょう、長ネギなどにも含まれています。

硫黄成分はカビ毒を吸着する作用もあるので、カビ毒対策としても効果的です。

スパイスやハーブ類は、脳の状態を整えてくれる作用もあります。

ローズマリー、オレガノ、コリアンダー、クルクミン、セージ、タイム、ブラックペッパー、ローリエ、シナモンなどなど。解毒作用はもちろんのこと、脳の炎症を抑えたり、情報処理能力を助けたり、精神を安定させてくれる作用も期待できます。

薬味やハーブ、スパイス類を子どもに食べさせるのは難しいと考えるお母さんもいるかもしれませんね。

わが家では、これらの食材を積極的に取り入れていますが、手っ取り早いのがスープにしてしまうこと。また、カレーに入れるのもおすすめです。

カレーは市販のカレールーを使う人が多いと思いますが、市販のルーにはたっぷりの小麦粉（グルテン）が含まれています。

カレーパウダーやウコン（ターメリック）を使ったサラサラのスープカレーにしたり、ひき肉にみじん切りにした玉ネギ、そのほかのハーブやスパイスを入れたキーマカレーなど、子どもは大好きですよ。

また、**解毒効果の高い食材として、レモンやスイカもおすすめです**。

小松菜やブロッコリーなどの緑黄色野菜も抗酸化物質を含んでいて、肝臓をケアしてくれます。

スパイス類は食欲増進の作用もあるので、子どもを毒から守るためにも、大好きな食事で、子どもを「毒を出せる体」にしてあげましょう。

④ 体内から毒素を排出するために正しい「水分のとり方」を

体から悪いものを排出するためには、飲みものも重要です。

毒出しに水は不可欠です。しっかり水分をとれば便通もよくなりますし、尿も出ます。尿を出すこと自体が解毒になるのです。

毒素のうちの約2割は尿から出しています。毒素をきちんと排出させるためにも、水を意識して飲みましょう。

お子さんは一日にどのくらい水を飲んでいるでしょうか？

一日に飲んでほしい水の量は、1～1.5リットルです。これは食事に含まれている水分を含まず、純粋に「水」として飲んでほしい量です。

もちろんいっぺんに飲む必要はありません。ゆっくりこまめに飲むことで、デトックス効果も高まります。

子どもは水分をたくさん飲むイメージがありますが、私たちが子どもの頃に比べて、「水」を飲む機会が減っているような気がします。

私たちが子どもの頃は、公園などいたるところに水飲み場がありました。遊んで喉が渇けば、気軽に飲んでいました。でも今は、ペットボトルが普及して、喉が渇けば、水よりも自動販売機で清涼飲料水を飲んでしまう子も多いのではないでしょうか。水筒を持っている子もいますが、その中身は何でしょうか?

飲み水はミネラルウォーターである必要はありませんが、ご家庭では水道の蛇口に浄水器をつけて、きちんとろ過されたものを飲んでいただければと思います。

●ジュースやスポーツドリンクよりレモン水や麦茶、塩水を飲む

ジュースや清涼飲料水を好んで飲むお子さんも多いですが、これらの飲み物には、

想像以上に砂糖がたくさん入っています。

がぶ飲みすれば血糖値を急激に上げ、疲労感や集中力低下の原因になります。

また、ジュースなどに含まれている「果糖ブドウ糖液糖」は、先ほど説明したように、その原料となるトウモロコシがカビ毒にさらされている可能性が高く、カビ毒を口から入れることにもつながります。

「水」以外で水分をとるなら、レモン水やハーブティー、番茶やルイボスティーは、デトックス効果が高くおすすめです。

また、麦茶は、麦＝グルテンと思われて避ける人がいますが、グルテンに過敏な子を除き、それほど気にしなくてもいいでしょう。むしろミネラルを補給できるので、ハーブティーやルイボスティーが苦手なお子さんは、麦茶を飲むといいでしょう。

レモン水は手作りが簡単です。水道水をろ過したものにレモン（農薬が使われていない国産のもの）をしぼればＯＫ。アメリカでは、自閉症の子どものためにレモン水を作り、冷蔵庫に常備しているご家庭もあります。

レモン水だけだと甘みが足りない場合はアガベシロップを少し入れてください。わが家では、水に塩を少々入れ、レモンをしぼってアガベシロップを入れた手作りの経《けい》口《こう》補《ほ》水《すい》液《えき》を作ってお風呂上がりなどに子どもに飲ませています。

息子はときどき学校から帰ってきて、「あー、疲れた。宿題やりたくないなあ」と言ったりしますが、自分で手作りの経口補水液を作って飲むと、やる気になるようです。

アガベシロップは、アガベの樹液で作られた甘味料です。たくさん入れるのはおすすめできませんが、少し甘みをつけたいときにおすすめ。オーガニック食品のお店や、インターネットでも購入できます。

なお、塩を入れるときは、**精製塩ではなく、ミネラルを含む天然塩や岩塩**にしてください。

●ラーメンやスナック菓子を食べたがるのは「塩分不足」のサイン

副腎が疲れている子、調子が悪い子ほど、しょっぱいものを欲しがります。

副腎が疲れていると、ナトリウムが水分とともに腎臓を通り、尿として排出されてしまいます。そのため、塩分の吸収がうまくいかず、塩分不足になりやすいだけでなく、脱水状態に陥りやすい傾向があります。

脱水状態のお子さんは、基本的に自分からは教えてくれませんし、自覚症状もありません。喉が渇けば水分をとりますが、本来、その子自身が最適に体を動かせる水分が本当に体に入っているかどうか、ミネラルが十分に足りているかどうかはわからないのです。

ですから私たちは診察のときに親御さんに、「お子さんはしょっぱいものを食べたがりませんか?」と聞くようにしています。

よく「この子、お菓子ばっかり食べていて……」とおっしゃるお母さんがいますが、実はその背景には、お菓子を食べたいのではなくて、塩分不足がある場合が多いのです。

最近の健康志向の影響もあり、お母さんが食事に気をつけるあまり、家庭の食事を減塩しすぎる傾向があります。

副腎が疲れているお子さんは塩分を欲しているのに、減塩の食事ばかりでは、副腎の疲労はちっとも回復しません。だから本能的に塩分をとろうとするのです。

それが「家でポテチなどのスナック菓子ばかり食べる」「外食すると塩辛いラーメンばかり食べる」ということにつながります。ポテチやラーメンは、塩分をとりたいための代償行為なのです。

私たちは、「お塩を食卓に置いておき、本人の気が済むまで塩を入れさせてあげてください」とアドバイスしています。

お母さん、お父さんのつくった料理にいくら塩をかけようが、醤油をかけようが、放置です（笑）。

体内の塩分量が適切な量になれば、自然に塩分をとらなくなります。

お子さんの場合、基本的に塩分（天然塩に限ります）をとりすぎることによるトラブルはありません。むしろ、塩分不足の代償行為でポテチやラーメンをとりすぎることのほうが、ずっと問題なのです。

しばらくすると、診察のときにお母さんが、「そういえば最近、ポテトチップスやラーメンを食べなくなりました」とおっしゃることが多いのです。

もちろん、ご主人には減塩をさせたいというご家庭もあるでしょう。

お父さん、お母さん、お子さん、それぞれの味付けは違っていいのです。塩分の必要量には個人差があると知っておきましょう。

外来で患者さんの顔を見ると、脱水があるお子さんはすぐにわかります。目がくぼみがちだからです。

その場でお子さんに塩水をつくって飲ませてあげると、「おいしい」と言います。そしてぐたっとしていたお子さんが30分もすると、元気になってきます。

でも、同じ塩水をお母さんが飲むとしょっぱく感じ、とても飲めないと言います。それだけ味覚にも差があるし、塩分不足の度合いも違うということなのです。

「こんなにしょっぱいものを飲むなんて……」と心配になるかもしれませんが、子どもは大人と比べて、運動量が違います。毎日走り回っていますし、ランドセルを背負って通学していますし、何より成長期なのです。

朝起きても疲れが抜けない、だるい、やる気が出ないお子さんには、朝起きぬけに1杯の塩水（コップに小さじ2分の1ほどの天然塩を混ぜたもの）を飲むのもいいでしょう。

塩の分量は厳密ではなくても大丈夫。飲んで「おいしい」と感じる塩分量は人によって違うからです。

この件に限らず、やたらジャンクフードばかりを食べたがる、いつもぐったりしているなど、お子さんの目に余る行為や態度が見られるときは、それを叱ったり注意する前に、「何かが体に起きているのでは？」と原因を探すクセをつけてみませんか。

⑤ 脳の働きをよくする良質なたんぱく質と脂質を選ぶ

脳の約60％は脂質で構成されています。細胞膜も脂質で構成されています。脳にとって良質な油をとることはとても重要です。

またたんぱく質は、脳内神経伝達物質の原料でもあり、ホルモンの材料になります。傷ついた腸の粘膜を修復させるためにも、たんぱく質が必要です。それが結果的に、脳の炎症を抑えることにもつながります。

●脳の炎症をとるために「よい油」をとる

良質の油の代表は、オメガ3系の不飽和脂肪酸です。

具体的には、**イワシ、サンマ、サバなどの青魚に含まれるＤＨＡ（ドコサヘキサエン酸）、ＥＰＡ（エイコサペンタエン酸）などの魚油（フィッシュオイル）や、亜麻仁《あまに》油、エゴマ油、シソ油などに含まれるαーリノレン酸**などがあります。

これらは体内でほとんど合成されないため、食事でとらなければなりません。

私たちの細胞膜は、「膜」といっても壁のようになっているわけではなく、外からいいものを取り入れ、不要なものを出せるように、流動的になっています。だから、細胞膜が硬いと、これらの出し入れがうまくいきません。

やわらかでしなやかな細胞膜は、毒素を排出しやすく、脳も活性化しやすいのです。しなやかな細胞膜を保つには、魚油をはじめとしたオメガ3系の脂肪酸が不可欠。

記憶力や集中力をつけるなど、脳の機能を高めるには、脳内の神経ネットワークがスムーズでなければなりません。ネットワーク間の情報処理能力が速くなれば、脳は活性化します。そのために必要なのが、オメガ3系の脂肪酸なのです。

オメガ3系とうつ病、発達障害との関連性の研究も近年、盛んに行われています。DHAの不足は、うつ症状や発達障害を引き起こす一因となり、DHAやEPAの摂取によって症状が改善したという報告もあります。

それだけではありません。アレルギーは細胞膜で起こる反応ですが、EPAには細胞膜を安定させる作用があるため、アレルギーを防ぐ働きもあります。また、DHAには神経系や脳の働きを円滑にする作用があります。

さらには、細胞膜だけでなく、あらゆる粘膜を整える作用もあるため、荒れた腸の粘膜を修復する作用もあります。リーキーガットにも有効というわけです。

DHAやEPAはよく似ているため、セットで語られることが多いのですが、大きな違いがあります。

DHAは脳の構成成分なので、そのままダイレクトに脳に働きかけるのに対し、

ＥＰＡは脳の関所である血液脳関門を通過することはできないのです。とはいえ、両者は互いに補い合って脳内の健康を保っています。

●マーガリンや揚げ物を欲しがったら「脳の油不足」のサイン

クリニックでお子さんを検査すると、今の大人の食生活の影響なのか、コレステロールが低い、油が足りない子どもが多いと感じます。

ダイエット志向や健康志向から、油を控えめにしているご家庭もあるかもしれませんが、子どものためにも、ぜひ〝いい油〟は食事に取り入れていただきたいと思います。

先ほどの塩分不足と同じで、もしも子どもが油をとりたがっていたら、たくさんとらせてあげましょう。そこには、何か理由があるはずだからです。

油をとりたがる子の多くは、脳に炎症が起きていることが多いのです。脳の炎症を抑えるために、本能的に油を欲しているのかもしれません。

アメリカでは発達障害の子に多いてんかんの治療に「ケトン体ダイエット」を利用

しています。

ケトン体ダイエットとは、ある程度糖質を制限して、エネルギー源を糖質からではなく、脂肪から優先的にとるように体の仕組みを変えていく方法です。

脂質からつくられるケトン体が脳や全身のエネルギー源として使われると、脂質が脳にも供給されるようになり、脳内の神経伝達物質のバランスが整い、発達障害の精神症状の改善につながることがあるのです。

脳の炎症がまったく起きていない子どもはいません。しかも、子どものほうが脳の炎症が起きやすいのです。繰り返しになりますが、脳の炎症をとるためには、いかに〝いい油〟を入れてあげるかが重要です。

そうとは知らずに、ただ油が足りずに油を欲している子は、塩分同様、代償行為を行います。子どもには、いい油か悪い油かの判別はできません。だから、悪い油をどんどん取り入れようとしてしまうのです。

たとえばマーガリンをやたらに食べたがる、揚げ物をたくさん食べたがる、という行為が見られたら、油が足りないのかもしれません。

脳の炎症が落ち着けば、自然と油も欲しなくなります。

わが家の娘が2歳のとき、有害有機化合物の検査をしたら、とても数値が高かったことがありました。

その時期の娘の好物は「油（!）」でした。鶏肉の肉を外して脂身だけ食べたり、トンカツも脂身を好んで食べていました。

ところがある日、「脂身いらない。肉がおいしい」と言うように。再検査をすると、有害有機化合物の数値が落ち着いていました。脳の炎症が治まったから、油を欲しなくなったのでしょう。

第1章で子どもの食べ物の好き嫌いのお話をしましたが、塩分を欲しがる、脂身を欲しがるなど、小さい子どもの極端な偏食には、何か理由があることが多いのです。

子どもになるべく食べさせてはいけない油の代表は、マーガリンや、ケーキやクッキー、パンなどに含まれるショートニング、揚げ物の油などです。

これらには、**体に悪影響を及ぼすトランス脂肪酸が含まれている**ので、できるだけとらせないようにしましょう。

油をほしがるときは、先にお話ししたオメガ3系の不飽和脂肪酸のほか、ギーもおすすめです。

ギーは、バターからたんぱく質（カゼイン）を取り除き、純粋に油分だけにしたもの。味も見た目もバターと変わりません。スーパーなどでも売られていますが、手作りすることができます。

無塩バターを鍋に入れて、焦がさないように気をつけながら弱火で煮詰めます。表面に泡が浮いてくるので引き続き焦げないように火加減を調整し、黄金色のサラサラした状態になったら火を止めます。キッチンペーパーやコーヒーフィルターなどで濾《こ》してから使います。

小さい子どもなら、ご飯にギーをかけてチャーハンのようにして食べるのもおいしいです。日持ちするので、作り置きしておくといいでしょう。

オメガ3系の不飽和脂肪酸は熱に弱いため、加熱調理ができませんが、ギーなら加熱しても大丈夫。

グルテンフリー、カゼインフリーを実践したいのに、朝忙しくてできないというご家庭が、米粉のパンにギーを塗って乗り切った、という話も聞くんですよ。

●たんぱく質不足は心の不安定にもつながる

第1章で説明したように、気分にムラがあったり、いつもぐったりしているお子さんは、食事に炭水化物（糖質）が多い傾向があります。

糖質をとって一気に上がった血糖値が急激に下がるときに、集中力が落ちたり、疲れが出たりするのです。

そんなときにとっていただきたいのは、たんぱく質です。

たんぱく質は体の土台を作る栄養素の基本です。髪や皮膚、爪、筋肉や内臓などの材料になるのはもちろん、脳内神経伝達物質やホルモンの材料にもなり、細胞が生まれ変わる新陳代謝にも欠かせません。

脳の伝達物質であるセロトニンやメラトニンは、たんぱく質から分解されたアミノ酸（トリプトファン）からつくられます。
「幸せ物質」とも言われるセロトニンは心の安定にも関わっていますし、睡眠に深く関わるメラトニンは、このセロトニンからつくられます。そのため、たんぱく質不足は、心の不安定や不眠にもつながります。

副腎の疲労を回復させるためにも、たんぱく質は毎食こまめにとる必要があります。**朝起きられない、朝起きてもボーッとしているお子さんの場合は、朝から焼き魚や納豆、卵などのたんぱく質をとりましょう。**

副腎が疲れていると、明け方から午前中に分泌されるはずのコルチゾールが不足し、血糖値が上がりにくくなっています。

糖質と違い、たんぱく質は血糖値をゆるやかに上昇させ、腹もちもいいので、血糖値も安定しやすくなります。

⑥ 副腎と脳細胞に不可欠なミネラル・ビタミンB群をとる

副腎が疲れているときに圧倒的に不足している栄養素はビタミンとミネラルです。中でもビタミンB群と亜鉛不足はその代表格。

亜鉛については第1章でも説明しました。ただでさえ**亜鉛は成長期に大量に消費されるために不足しがちであるにもかかわらず、インスタント食品やレトルト食品など、加工食品をよく食べるお子さんには圧倒的に不足しています。**

亜鉛は腸の上皮を再生する働きがあるだけでなく、新陳代謝をよくし、免疫力をアップさせるほか、たんぱく質やDNAの合成にも関わっています。

また、有害物質の毒性を抑え、排泄させるデトックス効果もあります。亜鉛が不足すれば、不安になりやすいのは、すでにご紹介した通りです。

一方、ビタミンB群が副腎が疲れている人に不足しているのは、当然ともいえます。副腎がストレスや炎症に対抗するコルチゾールなどのホルモンを産生する過程で、ビタミンB群が大量に消費されてしまうからです。

ビタミンB群は代謝ビタミンと言われるほど、体のあちこちで消費されるため、必要量も多いのです。副腎疲労があれば、あっという間に不足してしまいます。

●ビタミンB群が足りないと脳細胞はエネルギー不足に！

第1章で、ミトコンドリアが「エネルギーの産生工場」だという話をしました。ミトコンドリアは細胞一つ一つの中に存在しています。私たちが体を動かし、呼吸をし、脳を働かせることができるのは、細胞内のミトコンドリアの中で酸素を使ってエネルギーに変えているからです。

もちろん、脳細胞の中にもミトコンドリアはたくさん存在しています。脳細胞内のミトコンドリアの数が少なくなれば、脳の機能は低下します。

脳をしっかり機能させるためには、ミトコンドリアの量と質をいかに上げるかがポイントになります。

ミトコンドリアがエネルギーをつくり出すプロセスのことをＴＣＡ回路（クエン酸回路、またはクレブス回路）といいます。まるで水車を回しているように、エネルギーを生み出していると考えるとイメージしやすいでしょう。

このＴＣＡ回路の水車をどれだけスムーズに回せるかが、エネルギー産生にとって重要です。

そして、この回路を回す要所、要所で必要な栄養素が、ビタミンＢ群です。

だから、ビタミンＢ群が不足するとエネルギー不足に！

ぜひ回路を動かし、エネルギーを生み出すために、ビタミンＢ群をとるようにしましょう。

ビタミンＢ群は豚肉、味噌、レバー、卵などに多く含まれています。

また、脂肪を燃焼させてエネルギーに換え、水車へ運搬する役目をしているのが

Ｌ－カルニチンです。

Ｌ－カルニチンは羊や牛の赤身肉などに多く含まれています。ビタミンＢ群は、Ｌ－カルニチンの補酵素として水車をぐんぐん回していくのに必要なのです。

ところが、この回路が回るのを邪魔する悪いやつがいます。

それが有害重金属（水銀、鉛、アルミニウム、カドミウム）や、農薬、殺虫剤、大気汚染、有機溶剤などの毒素です。

第1章で説明したように、これらの毒素を口から入れない、鼻から入れない、皮膚から入れないことが重要です。

ミトコンドリアの回路をしっかり働かせ、エネルギーを動かすためには毒素を入れないことですが、同時に回路をしっかり動かすことが、解毒につながっていくのです。

●「葉酸」で頭スッキリ！

葉酸は小松菜やブロッコリーなどの緑黄色野菜に多く含まれている、ビタミンＢ

群の一種です。

葉酸はよく、妊娠を希望している女性や妊娠中の女性に必要な栄養素と言われていますが、必要なのは妊婦さんだけではありません。子どもはもちろん、すべての人に必要な栄養素なのです。

葉酸は脳の神経伝達物質の代謝に使われます。神経の発生や成長には欠かせない栄養素なのです。

そのため、葉酸が不足すると、脳にも困った症状が起きることがあります。

まず、脳の神経伝達物質の代謝経路が回らなくなってしまうので、集中力が落ちてしまいます。脳がぼんやりしてしまうブレインフォグや、不安感や記憶力の低下、気力の低下なども起こります。

また、はっきりと証明されているわけではありませんが、発達障害に見られる注意欠陥やコミュニケーション能力の欠如にも深く関わっていると思われます。

葉酸欠乏が見られるお子さんに葉酸をしっかりとるように治療すると、発達障害の症状がほとんどなくなってしまうなど、劇的な変化が見られることもあります。

ただ、葉酸に限っては、ただやみくもに葉酸をとればいいというわけではありません。日本人はもともと遺伝子的に葉酸を利用しにくい人が多いのです。それに加えて、葉酸が脳に入らないように邪魔をする悪者がいることがわかってきました。その犯人こそ、乳製品に含まれるたんぱく質「カゼイン」です。

カゼインの摂取によって、葉酸レセプター自己抗体がつくられ、葉酸が葉酸レセプター（受容体）にくっつくのを妨げてしまいます。

そこでいちばん確実で有効な方法は、カゼインを摂取しないこと。そして野菜をたくさん食べることです。

実際、葉酸レセプター自己抗体が高いと、頭がボーッとする、記憶力が下がるという症状を訴えることが多いのですが、すべての乳製品をやめてもらい、葉酸をしっかり摂取していただくと、頭が冴え、すっきりしたという例は非常に多いのです。

⑦寝る前の光刺激を避ける

●寝る前にテレビやスマホを見せていませんか

子どもがなかなか寝つかない原因には、先にお話ししたドライクリーニングなどの有機溶剤が原因であることもありますが、それ以外に「光による刺激が強すぎる」ことも大きな原因ではないでしょうか。

「寝る前にテレビ、パソコン、スマートフォン、タブレット、ゲームはやめる」をご家庭のルールにするのは、たんに生活習慣の改善だけでなく、副腎疲労予防としても理にかなっています。

遅くとも眠りに入る30分~1時間前までにはやめることが大切です。

テレビやパソコン、スマホのブルーライトと呼ばれる光の刺激は強く、脳を目覚めさせてしまいます。

また、情報があれこれ入ることで脳が働き、コルチゾールを分泌させてしまうため、副腎が休まらず、疲れさせてしまうのです。

コルチゾールは眠りを誘発するホルモンであるメラトニンと相関関係にあるので、メラトニンが分泌しにくくなり、ますます眠れなくなってしまいます。

寝室にスマホやゲームを持ち込まないことは基本ですが、そもそも照明を明るくしすぎないことも大切です。

質のいい睡眠に導くためには、夜は遮光カーテンを閉めてしっかり暗くしましょう。まぶたは薄い皮膚でできているので、目を閉じていても、薄明かりを感じてしまうためです。

その代わり朝、目覚めたらカーテンを開け、朝の光をしっかり浴びましょう。そうすることで体も目覚めていきます。

わが家ではダウンライトを使用しているので、寝室に限らず、外が暗くなれば自然に部屋も暗くなっていきます。

照明を落とすと副交感神経が優位になり、体もリラックスして、自然に「睡眠モード」に入っていきます。

とくに子どもの体は大人よりも素直でシンプルです。「早く寝なさい！」と怒らなくても、自然のリズムをつけてあげさえすれば、早寝早起きに変わるのも早いでしょう。

●寝不足は便秘を招く

便秘のお子さんが増えています。

本書でも繰り返しお伝えしてきたように、子どもの腸の状態がいいかどうかは、とても重要なポイントでした。

何か脳のトラブルを抱えているお子さんの多くは、というよりもほぼ全員が、腸にも何かしらのトラブルを抱えています。

なかでも便秘のお子さんは、水分をあまりとらないために気づかずに脱水状態になっている、糖質やグルテン・カゼインのとりすぎで腸の状態が悪くなっていることが考えられます。

そして睡眠不足もまた、便秘を招くことをご存じでしょうか。

便秘の特徴に「腸が動いていない」ということがあります。排便をするためには、それにつながる腸の蠕動《ぜんどう》運動が必要です。健康な人は蠕動運動が起きますが、蠕動運動が見られないお子さんもいます。

腸の蠕動運動は、睡眠中によく起こります。睡眠時間が短くなれば、それだけ蠕動運動の時間が短くなるため、便秘になってしまうのです。

ストレスもまた蠕動運動を止めてしまう一因です。よく、旅行に行くと便秘になる人がいますが、これもストレスによって蠕動運動が止まってしまうわかりやすい例の一つでしょう。

毒素がたくさん入ることでも、蠕動運動は止まりやすくなります。

2〜3日に1回お通じがあれば大丈夫、と考える人が多いのですが、私たちからすれば、2～3日に1回でも立派な便秘です。それだけ便として排出されるべき毒素が体内にとどまっているのですから。

脱水のお子さんに話を聞くと、やはり2～3日に1回というケースが多いのです。

お通じは一日1回で普通、健康な人では一日2回あるのが目安です。

クリニックではトップアスリートの方を診ることもありますが、体に気を使い、最高のケアをしているアスリートの方は、一日5～6回お通じがあります。トップアスリートで一日1回しかお通じがない人は聞いたことがありません。

もちろんトップアスリートの例は特別かもしれませんが、便秘のお子さんは、まずは水分と睡眠をしっかりとり、人間の腸に備わった解毒システムをしっかりと機能させるように心がけましょう。

第3章

楽しい親子遊びで、さらに子どもを伸ばす

——「原始反射」をとる動きで〝能力〟は劇的に変わる！

●「原始反射」をとると、学習や運動能力がアップする不思議

今、原始反射が残っている子どもが増えています。

「原始反射」という言葉を聞いたことがある人は多いと思います。

原始反射とは、赤ちゃんが生まれながらに持っている反射のこと。

たとえば、赤ちゃんは自分の意思とは関係なく、ママの乳首や指を口元に近づけると吸おうとします。これは「吸啜《きゅうてつ》反射」。

ママの指を赤ちゃんの手のひらに近づけるとギュッと握ろうと指を曲げるのも、とても愛《いと》しく思えるしぐさですが、これも「把握反射」という反射です。

また、大きな音を立てたときなどにビクッとして、両手を広げて抱きつこうとするような動きをします。これが「モロー反射」。

原始反射は、生まれたばかりの赤ちゃんが生き延びるために必要な反射です。だから本来、成長して運動機能が発達していけば、自然と消えていくもの。

ところが、この原始反射が残っている子どもが多いのです。それどころか、大人になっても残っている人がいます。

このあと詳しくお話ししますが、原始反射が残っていると、いろいろな不具合が生じて、生きづらさにつながっていきます。逆に言えば、原始反射が完全に消えているお子さんは、運動面でも学習面でも、すぐれていることが多いのです。

原始反射が残っていることによる弊害は、いかにも最新のトピックスのように思われがちですが、経験的には以前からわかっていたこと。

最近では子ども向けに「原始反射をとるトレーニング」を行っている施設や指導者も増えていますが、実は、今に始まったことではありません。

原始反射をとるトレーニングを、経験値からそれと自覚せずに行っていたのが、小学受験のお子さんのための幼児教育の現場でした。おそらく、長年の経験上、「この動きをすると、子どもたちが集中する」ということがわかっていたのでしょう。

小学校受験では、「姿勢」を重要視されるのですが、いくら「姿勢よく！」「背筋をまっすぐ！」と小さな子どもに言っても難しく、姿勢を意識すると今度はそれ以外のことがおろそかになってしまいます。

そこで行ったのが、原始反射をとる体操です。

この体操をすると、自然に姿勢がよくなってしまう。だから、小学校受験を行った子が姿勢がいいのは当然なのです。公立校の子どもが姿勢が悪いのではなく、原始反射を除去するトレーニングをしたか、していないか、の違いにすぎないのです。

小学校受験では行動観察と運動をメインにチェックします。筆記試験ができるかどうかではないのです。でも、幼児教室の先生たちは、原始反射を除去するトレーニングができていれば、行動観察はクリアできる、行動観察がクリアできた子は学習能力も高くなることを知っているのです。

子どもにいきなり「集中して勉強しなさい！」と言ってもやらなかったのに、思いっきり外遊びをしたり、体を動かしたりしたあとに勉強させると、なぜか姿勢も正しく集中して勉強した、という経験をしたことはありませんか。まさにこれこそが、原始反射をなくすトレーニングを無意識にしていたことにつながります。

クリニックに来ていた幼稚園のお子さんがいました。幼稚園では整列ができない、お友達にちょっかいを出すなどトラブルが多く、3園辞めさせられてしまったというツワモノ（?）です。

「先生、もう通える幼稚園がありません」とお母さんは悩んでいましたが、クリニックで治療していくうちに元気になり、本来の穏やかで優しい性格のお子さんに戻りました。そこで次は原始反射をとるトレーニングをするためにと、「小学校受験はしなくてもいいから、幼児教室に通ってみたらどうですか」とお話ししました。

すると、みるみる効果を発揮し、結果的に小学校を受験し、見事合格！

このように、原始反射がなくなれば、子どもの集中力がアップし、さまざまな問題の解消につながっていくのです。

副腎疲労と原始反射の関係

私たちが原始反射に注目し始めたのは、**原始反射と副腎疲労が深く関わっているか**

らです。原始反射が残っていると、体はリラックスできていない状態。つまり、心身ともにストレスがかかっている状態です。ストレスを感じればそれに対抗するためにコルチゾールが分泌され、副腎は疲れてしまいます。

今、なぜ原始反射がここまで残っている子どもが多いのでしょうか。一言でいえば、「原始反射をとる機会が少なくなった」ということでしょう。

原始反射をとる体操については巻末の付録で紹介しますが、体の中心を縦に通る「正中線《せいちゅうせん》」を超える動き、つまり左右に交差するような動きをしたり、背筋を鍛えたり、バランス感覚を整えたり、腰回りを刺激することなどが必要になります。

昔の子どもたちは、外遊びを通じて、自然の中で知らず知らずにさまざまな動きをしていました。**木登り、縄跳び、ジャングルジム、ブランコなどは原始反射をとるのにうってつけです。また、手遊びやお手玉、紙風船、おはじき、ラジオ体操、乾布摩擦など、大きな動きから指先を使う動きまで、ありとあらゆる遊びも同様です。**

人間は、原始反射という回数券を持って生まれてくると考えてみてください。その回数券を使い切ったときに原始反射は消えていきます。でも今の子どもたちは、その回数券を使う機会を奪われ、回数券を持ったまま大人になっていきます。

原始反射に反応して副腎は疲れているのに、それに加えて、本書でお話ししてきたような有機化合物や食品添加物などの有害物質が体内にたくさん入ってきて、その炎症に対応するために、また副腎は疲れて……。子どもたちの体は今、いろいろなことに対応するためにアップアップしている状態なのです。

決して子どものせいではないのに、原始反射のことを知らない親から見ればイライラすることが多く、つい怒ってしまう。

でも親の見方が変われば、怒ることもなくなります。

「反射が残っているだけなんだ」「反射がなくなる遊びをたくさんすればいいんだ」と思えるようになるのです。

「もしかして、うちの子の困った癖や行動は原始反射のせいかも？」と思ったお母さん、お父さん。ここで簡単なチェックテストを行ってみましょう。当てはまるものが多ければ多いほど、何かしら原始反射が残っているのかもしれません。

□大きな音や光に敏感だ
□臆病、怖がりなところがある
□椅子の背もたれに思いきり寄りかかるのは怖い
□姿勢が悪い、くねくねしていると言われる
□椅子に座ると同じ側の腕と足が伸びてしまう
□椅子に座って食事を食べたりものを書くとき、膝を立てる
□ベルトをするのを嫌がる
□くすぐったがりだ
□細かい手作業が苦手だ
□文字を書くのが遅い
□乗り物酔いしやすい
□鉄棒の前回り、マット運動の前回りが苦手だ
□階段を下りるのが苦手だ
□キャッチボールが苦手だ

□クロールをすると、左右どちらかの息つぎがしにくい
□赤ちゃんのとき、はいはいをあまりしなかった
□大きくなっても夜尿が治らない

ここから先は、一つ一つ、原始反射とそれによって起こる「困ったこと」をわかりやすく紹介していきます。もしも思い当たることがあったら、どうか子どもの態度が悪いと怒る前に、「反射が残っているのでは?」と疑ってみてください。

また、巻末の付録では、原始反射がとれるエクササイズも紹介していますので、ぜひ一緒に楽しく行ってみてください。

モロー反射

モロー反射は、赤ちゃんが生まれるとすぐに医師がチェックする反射です。モロー反射がないと、脳の障害を疑い、精密検査が行われます。

私たち人間は、適切な時期にモロー反射があることで、外界のストレスに対して生き延びることができます。ところが本来、生後1年ほどで消えるはずのモロー反射が残っている子がたくさんいます。

副腎疲労にいちばん関わりが深いのがこのモロー反射です。

モロー反射はストレスに対する防御反応ですが、私たちは一定の経験を重ねて、モロー反射の動きを何回か繰り返すことで、もうモロー反射なしでも、ほかの方法でストレスを防御できるようになります。

ところが、この反射がいつまでも残っていると、ストレスに対抗し続けることになり、副腎は疲れきってしまうのです。

大人でも、大きな音に弱い人がよくいます。

たとえば、雷の音にビクビクしたり、急にドアが開くと「わあっ、びっくりした！」と普通の人から見ると大げさなくらい驚いたりします。

少しの刺激で驚いたり、ビクビクしやすいので、「臆病だ」「怖がりだ」と言われることもあります。子どもの場合、不安になりやすい傾向もあります。そのため、何か新しい挑戦をするときにためらってしまったり、新しい環境になじめず、親の後ろにすぐ隠れてしまったりすることもあります。

親が原始反射のことを知らないと、「男の子のくせに弱虫ね」「そのくらい大丈夫でしょう」「意気地《いくじ》なしね」「恥ずかしがり屋なんだから。しっかりしなさい！」など根性論で叱られることもあるでしょう。

反射は本人の性格とはまったく関係ありません。不安になりやすい、緊張しやすい、恥ずかしがるといったことがすべてに原始反射が原因かもしれないのです。

先ほど、外遊びをたくさんしていると原始反射がとれやすいお話をしましたが、一方で、運動がよくできたり、スポーツが得意な子どもでも、モロー反射が残っていることは珍しくありません。

なぜなら、外遊びやスポーツの動きと、原始反射をとる動きは、完全にイコールではないからです。アメリカでは、モロー反射をはじめ、原始反射が残っているアスリートを改善するトレーニングジムもあるほどです。

また、せっかく原始反射がなくなっても、風邪をひいたり感染症にかかったりすると、消えたはずの原始反射が戻ってきてしまうこともあります。

クリニックの外来に来ていた小学校2年生の女の子、Bちゃんもそんな一人でした。モロー反射がかなり残っていて、そのせいか学校で友達が何か話しているだけで、「自分の悪口を言っているのではないか」「私のことを陰で笑っているのではないか」と、何かと気にしてしまう性格でしたが、原始反射をとるエクササイズをしたところ、友達に何を言われても気にならなくなりました。

「よかったね」と話していたのですが、その年の年末、Bちゃんはマイコプラズマ肺炎にかかってしまったのです。そうしたらまた、以前の「何でも気になってしまう性格」が戻ってきてしまい、「学校に行きたくない」と言い始めたと、お母さんに相談を受けました。

マイコプラズマ肺炎でお腹の具合が悪くなってしまったこともあり、いろいろなサポートをして治療しようとしましたが、Bちゃんの不安は消えません。そこで、「感染症にかかると原始反射が戻ってくることがあるから、念のため調べてみようか」とチェックしたところ、案の定、モロー反射がバッチリ戻ってきていたのです。

アスリートでも、ケガをすると原始反射が戻り、ケガからの復帰に時間がかかったり、復帰後も元のパフォーマンスが出にくくなることもあるほどです。

大人でも本番に弱い人、面接で緊張しすぎてしまう人、スピーチなどで人前に立つと頭の中が真っ白になってしまう人は、スピーチの練習をするよりも、原始反射をとるエクササイズを行うほうが、ずっと効果的な場合があります。

手掌把握反射（パーマリフレックス）

よく「うちの子は箸《はし》やスプーンを上手に持てずに、いつもグーで持っています」と相談されることがあります。

このように、鉛筆や箸を持つのが苦手、球技が下手なお子さんの場合は、手掌把握反射（パーマリフレックス）が残っている可能性があります。

鉛筆を上手に握れないので、字が上手に書けないお子さんも多いです。

手にムダに力が入っている状態なので、鉛筆や箸だけでなく、球形のものを上手につかむことができず、球技が苦手になってしまうのです。

キャッチボールができない、あるいはドッジボールでボールが取れないお子さんは、学校で「あいつは球技がヘタだ」と言われて落ち込んでしまうこともあるでしょう。

また、細かい手の動きも苦手です。親指や人差し指、中指の3本でものをつまんだりすることが難しいお子さんもいます。手の動きの細かさは脳につながるので、細かい作業が苦手なお子さんは、学習能力にも影響が出てきます。

原始反射が残っているだけで、運動ができない、手先が不器用、字がヘタで勉強ができない、といった間違った評価をされ、子ども自身もすっかり自信を失ってしまいます。

手掌把握反射が残っているお子さんには、ものをつまむエクササイズをしてもらうことがあります。

球技が苦手なら、親子で一緒にボール遊びをするだけでもOK。

また、家庭では**ちぎり絵など、紙をちぎって遊ぶのも有効です**。小さなお子さんなら「なんでもちぎっていいよ」と言えば、大喜びでやってくれます。

さらに、お手伝いの中で、封を開ける、キャップをひねって開けるなど、指先を使う作業をどんどんやらせてみるのもおすすめです。

お母さんはつい手伝ってあげたくなりますが、どうか、できるまで待ってあげてください。細かい手の動きは、学力の向上につながっていきますよ。

脊髄ガラント反射（スパイラルギャラント反射）

この反射が残っていると、背骨の刺激に敏感になると言われています。大人でも、背中や脇を触られるとムズムズしてしまう人、よくいますよね。

お子さんも同じです。とくに発達障害のあるお子さんに多いのですが、いわゆる「くすぐったがり」と同じ反応でも、実際は原始反射が残っているのです。

クネクネして見えるので、「姿勢が悪い！」と怒られることも多いかもしれません。

背骨まわりの刺激に弱いので、おもらしをしてしまう子もいます。なかなか治らない夜尿の原因が、脊髄《せきずい》ガラント反射だったということがあるのです。

発達障害でクリニックに来ていた小学校5年生のC君。なんと5年生になってからおねしょをするようになったとお母さんから相談を受けました。マイコトキシンの検査をしてもなんの異常もなく、もしかして……と原始反射の可能性を考え、C君の脇のあたりをくすぐってみると、とてもくすぐったがったのです。

「もしかして、C君が寝ているベッドの腰回りに、何か置いていないですか？」とお母さんにお聞きすると、「そういえば最近、新しいパジャマに替えたのですが、パンツのゴムがボコボコしていてきつそうでした」とおっしゃいます。そこでそのパジャマを着ないようにしてもらったところ、おねしょが治ってしまいました。

C君のおねしょの原因は、パジャマのパンツのゴムだったのです。

脊髄ガラント反射が残ったまま大きくなると、背骨のあたりが気になって、椅子に座っていても、もぞもぞと動いて落ち着かず、「多動」や「落ち着きのなさ」につながり、勉強にも集中できなくなってしまいます。

最近は、窒息などの事故を恐れて、赤ちゃんにうつぶせ寝をさせなくなっています。でも、脊髄ガラント反射をとるためには、背中を反らすような動きをたくさんする必要があります。

お母さんが目を離さずにいられる状況で、うつぶせの状態でしっかり遊ばせてみましょう。赤ちゃんに腕の力がついてくると、うつぶせにしても背中を反《そ》らして遊びます。

同じ理由で、はいはいもたくさんさせてあげるといいでしょう。もう少し大きくなったら、うつぶせに寝た状態で背中を反らし、両手を両足を床から離す「スーパーマン遊び」も、背筋が鍛えられておすすめです。

小さいお子さんにいちばんいいのは、くすぐりっこ遊びです。

お母さんやお父さんとたくさんスキンシップをとって、くすぐってあげてください。どんなにたくさんスキンシップをとっていても、個人差があるので、足りない子は足りないのです。たとえるなら、「もう十分ですから、この反射を手放します！」という状態になるまで、たくさん触れ合うことが必要になってきます。

また最近は、お子さんの肌への刺激を気にして、お風呂で体を洗うときもふわふわの泡で優しく手で洗うことが多いようです。もちろん赤ちゃんの間や肌が弱いお子さんは仕方がないのですが、反射をとるためには、ある程度の刺激も必要です。

ひと昔前は、親子で一緒にお風呂に入ったときに、背中を洗いあったりしたものですし、よくおじいちゃんがやっていた乾布摩擦《かんぷまさつ》も理にかなっていたのです。

緊張性迷路反射（TLR）

緊張性迷路反射（ＴＬＲ）は、前庭《ぜんてい》神経という耳のところにある神経系と固有受容覚（筋肉や関節の曲げ伸ばしを感じる感覚）の反射です。頭の動きに体が反射します。

私たち人間は、上を向いたり下を向いたりする頭の動きを、前庭神経と筋肉の緊張で感知しますが、この反射が残っていると、それに強く反応しすぎてしまうのです。

たとえば動いているものを目で追うのが苦手な子は、バランス感覚が悪く、乗り物酔いをしやすい傾向があります。また同じ理由で鉄棒の前回りや逆上がりが苦手です。

乗り物酔いをしやすかったり、鉄棒が苦手なのは、車に乗る機会や鉄棒で遊ぶ機会が減ったからではありません。

私たちが小さい頃は、普通の小さな公園でも、くるくる回る遊具がよくありました。目が回るまでよく遊んだものです。このような遊びは、緊張性迷路反射をとるのにはうってつけだったのです。でも今は、危険だという理由でこのような遊具は撤去されてしまうことが多いようです。

クリニックの診察室には、くるくる回る丸椅子が置いてあります。子どもたちはその椅子に座ると喜んでくるくる回ります。私たちは「やめなさい」とは言いません。思う存分回らせてあげます。

学習机についている椅子も、以前はよく回るものが多かったのですが、今は回らないものが多くなっている印象があります。遊園地でも、昔ながらのコーヒーカップで遊ぶ子は少ないですよね。こうして子どもたちの身の回りから「回るもの」がなくなっていき、反射だけが残ってしまうのです。

幼稚園の年中くらいのお子さんのお母さんから、「うちの子、ずっと階段を上っているんです……」と言われたことがあります。

このお子さんは、階段を上ることはできても、下りることが苦手でした。緊張性迷路反射が残っていると、上を見て、下を見て……という頭の動きができないため、階段を下りるのが怖くなることがあります。

普通は、日常生活や遊びの中で、階段を上ったり下りたりしながら反射がとれていきますが、お母さんが「危ないから」と、一人で階段を下りることをあまりさせなかったのです。

遊びの中でも、「上を見て、下を見る」という遊びが少なくなりました。ゲームなどはその最たるものですよね。画面の一点しか見ていないのですから。

その点、おばあちゃんがいるご家庭では、お手玉をして遊んだり、紙風船で遊んだりして、落ちてくるお手玉や紙風船を目で追うことで、「上を見て、下を見て」遊ぶことが自然にできていたりします。普通に遊んでいればできていた、反射が消える遊びが本当に少なくなってしまったのです。

対称性緊張性頸反射（STNR）／非対称性緊張性頸反射（ATNR）

対称性緊張性頸反射《たいしょうせいきんちょうせいけいはんしゃ》（STNR）という難しそうな名前がついていますが、わかりやすく言えば、体の上と下の動きが連動しているということです。

赤ちゃんがはいはいをしている姿勢を思い浮かべてください。はいはいの姿勢で頭を上げると、それに合わせて両腕は伸び、両足は曲がり、お尻が床につきそうな姿勢になりますね。逆に、頭を下に向けると、両腕は曲がり、両足は伸び、前につんのめるような姿勢になります。

だからこそ何度もはいはいを繰り返して、最終的に立ち上がれるようになるのです。ところが最近は、はいはいをあまりしないまま立ち上がる赤ちゃんが増えていると聞きます。「うちの子、立つのが早かったんです」と嬉しそうに話されるお母さんもいらっしゃいますが、実ははいはいの期間が短い赤ちゃんは、対称性緊張性頸反射が残ってしまう可能性が高く、あまりいいことではありません。

この反射が残っていると、上下の動きが連動しなくなります。

どういうことかというと、「上が伸びると下は縮まりたい」。たとえば朝起きて、「あー、眠い」と腕を伸ばすと、膝を立てて曲げたくなる。机に向かって何か書いていたり本を読んだりすると、今度は腕が曲がっているので足を前に投げ出して伸ばしたくなる。

すると、「お行儀が悪い！」「ちゃんと座りなさい！」と怒られることになります。

これらはみんな態度の問題ではなくて反射の問題なのです。

もちろん年齢が上がってくると、脳の中の前頭葉が成熟してくるため、本人も「ちゃんとしなくちゃ」と思うようになります。

でも、反射を抑えるということは、本能を抑えること。「しっかりしなくちゃ」「ちゃんとしよう」と思えば思うほど、その意識に前頭葉が使われてしまい、肝心の勉強のほうには意識がいかなくなってしまいます。

だから、小学校などで椅子に座って「きちんと座ろう」と本人が頑張れば頑張るほど、頭はお留守になり、学習内容が頭に入らなくなってしまうという矛盾が起こります。上下の動きが苦手なので、黒板の文字を写すときも、なぜか足が前に伸びてしまいます。

そういう子にとっては、お行儀が悪い姿勢で勉強するほうがよっぽど集中できるのです。本気で勉強しているとき、気がつけば行儀の悪い姿勢になっていたりします(笑)。

この間クリニックに来た男の子は、「左足が椅子に触れるとなんだかもぞもぞしてしまって、授業中、椅子に座っていられない」と訴えていました。

そのお子さんは左足の原始反射が強く残っていて、触れると気になって授業どころではなくなってしまうようでした。

同じように、椅子に座ると、椅子の脚に自分の足をスパゲティのように絡ませている子も、対称性緊張性頸反射が残っている特徴です。

原始反射のことを知らなければ、「姿勢が悪い」「落ち着きがない」と叱責されてしまうでしょう。

対称性緊張性頸反射に対して、非対称性緊張性頸反射（ATNR）という反射もあります。頭を左右のどちらかに向けると、同じ側の腕と足が伸び、反対側の腕と足が曲がる反射です。

赤ちゃんが寝ているとき、顔が向いている方向と同じ側の手足がまっすぐ伸び、反対側の手足が曲がるのを見たことがありませんか？

これが非対称性緊張性頸反射です。手と目の協調性の発達に必要な反射なのですが、この反射が残っていると、手と目の協調性が悪くなります。

授業中などに、顔を向けた方向と同じ側の手足が前に伸びてしまうので（右手で字を書いているときに、左手で頬杖《ほおづえ》をついていることも多い）、先生に「授業態度が悪い」と怒られてしまいます。

また、字を読むのが上手ではない子も多いのが特徴です。なぜかというと、左右どちらかに注目をしてしまうので、片側の字に注意がいかないからです。

ですから、音読をするときに読み間違えたり、同じ行を何度も読んでしまったりすることもあります。目が向いたほうにしか興味が向かないので、多動やADHD気味だとされてしまうこともあります。

同じ理由で、右手で箸を持って食事しているときに左手は器を支えず、ダランとしていたり、消しゴムで書いたものを消しているときに、もう片方の手で紙を押さえることをせず、紙がぐちゃぐちゃになってしまうこともあります。

これらもすべて、右か左のどちらかに注意が向くと、もう片方がお留守になってしまうことから起こります。どちらかの手を曲げて作業をしているときに、反対側の手を伸ばしたくなってしまうのです。

この反射が残っていると、体の真ん中の線（正中線）を超える動きが苦手なので、運動面でも困ることが多いでしょう。

たとえば歩くとき、右手と右足など同じ側の手足が同時に出てしまったり、正中を超える動き（クロスする動き）が苦手なので、キャッチボールができなかったり、ケガが多かったりするのも特徴です。

恐怖麻痺反射（FPR）

恐怖麻痺《きょうふまひ》反射は、文字どおり恐怖を感じると動けなくなる反射です。

実は、赤ちゃんがお母さんのお腹の中にいるとき（とくに妊娠初期）にストレスを感じていると、生まれてからもこの反射が残ってしまうことが多いと言われています。

よく「妊娠中はゆったりした気持ちですごしましょう」などと言われますが、これはなんとなく言っていることではなく、リラックスしてすごすことが、お腹の赤ちゃんにとっても本当に大切なことだからなのです。

2番目や3番目のお子さんの場合は、お母さんも不安が少ないものですが、初めての妊娠の場合、ほとんどのお母さんは不安に思うでしょう。そのせいか、恐怖麻痺反射が残っているのは、1人目のお子さんのケースが多いようです。

お子さんが極度に心配性だったり、不安になりやすかったりする場合は、この反射を疑ってみる必要がありそうです。

これ以外にも、恐怖麻痺反射が残っている子どもの特徴を挙げておきましょう。

・音や光に敏感
・ストレスに弱い
・失敗が怖い
・息を止めやすい（緊張で体が硬くなるため）
・自己肯定感が低い
・変化を嫌う
・うまくいかないと癇癪《かんしゃく》を起こす
・服の材質にこだわる、タグが気になって服が着られない（肌の感覚が敏感）

恐怖麻痺反射をとるための特別な方法というものはありませんが、恐怖麻痺反射が残っているお子さんは、これまでお話ししたほかの原始反射も残っていることがほとんどなので、その原始反射をとってあげるエクササイズをしていきます。そのうえで、自己肯定感を育てていくことが大切です。

特別付録

原始反射をとる体操

それぞれの体操は5～10回、
お風呂上がりなど決まった時間に毎日行いましょう。
習慣化させることがとても大切です。

トレーナー　デポルターレクラブ（Deportare Club）　羽田真弓

モロー反射をとる

モロー反射が残っている子は、多動、少しの刺激で驚く、大きな音が苦手などの特徴があり、「怖がり」「臆病」などと言われることもあります。この反射がなくなると、落ち着きを取り戻し、集中力のアップが期待できます。

ヒトデ体操

1

背もたれのない椅子かバランスボールに座る。息を吐きながら頭を下げて腕を交差させ、5秒間息を止める。

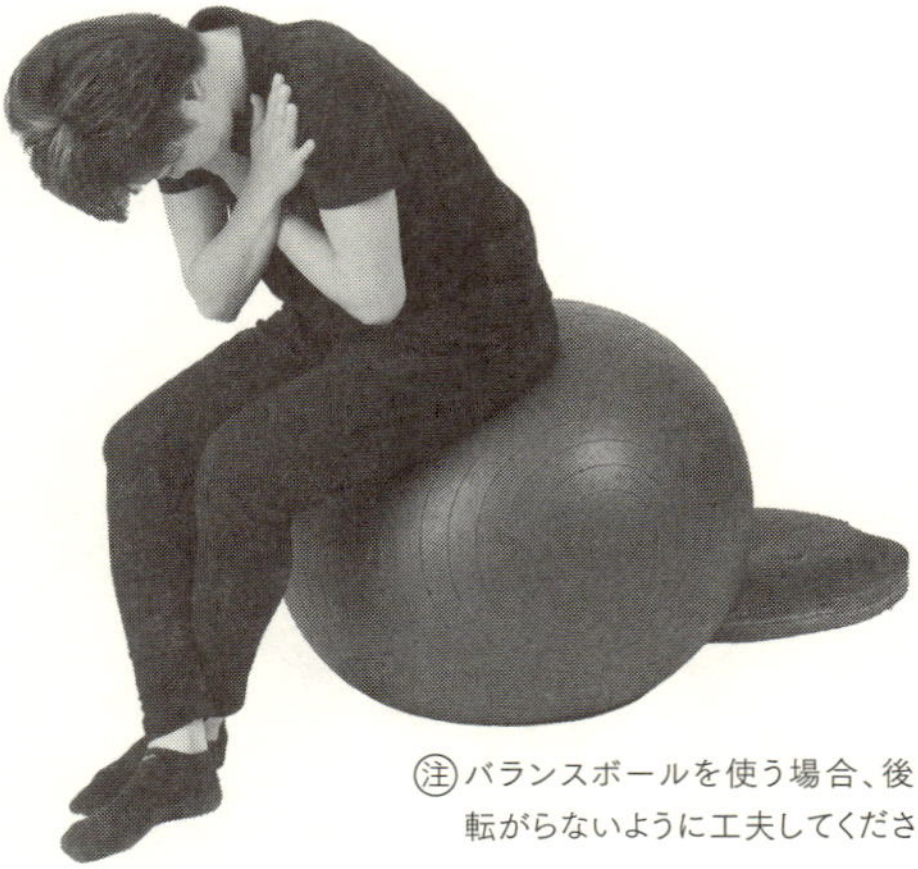

㊟バランスボールを使う場合、後ろに転がらないように工夫してください。

2

息を吸いながら両腕を広げ、できるだけ上半身を後ろに倒す。

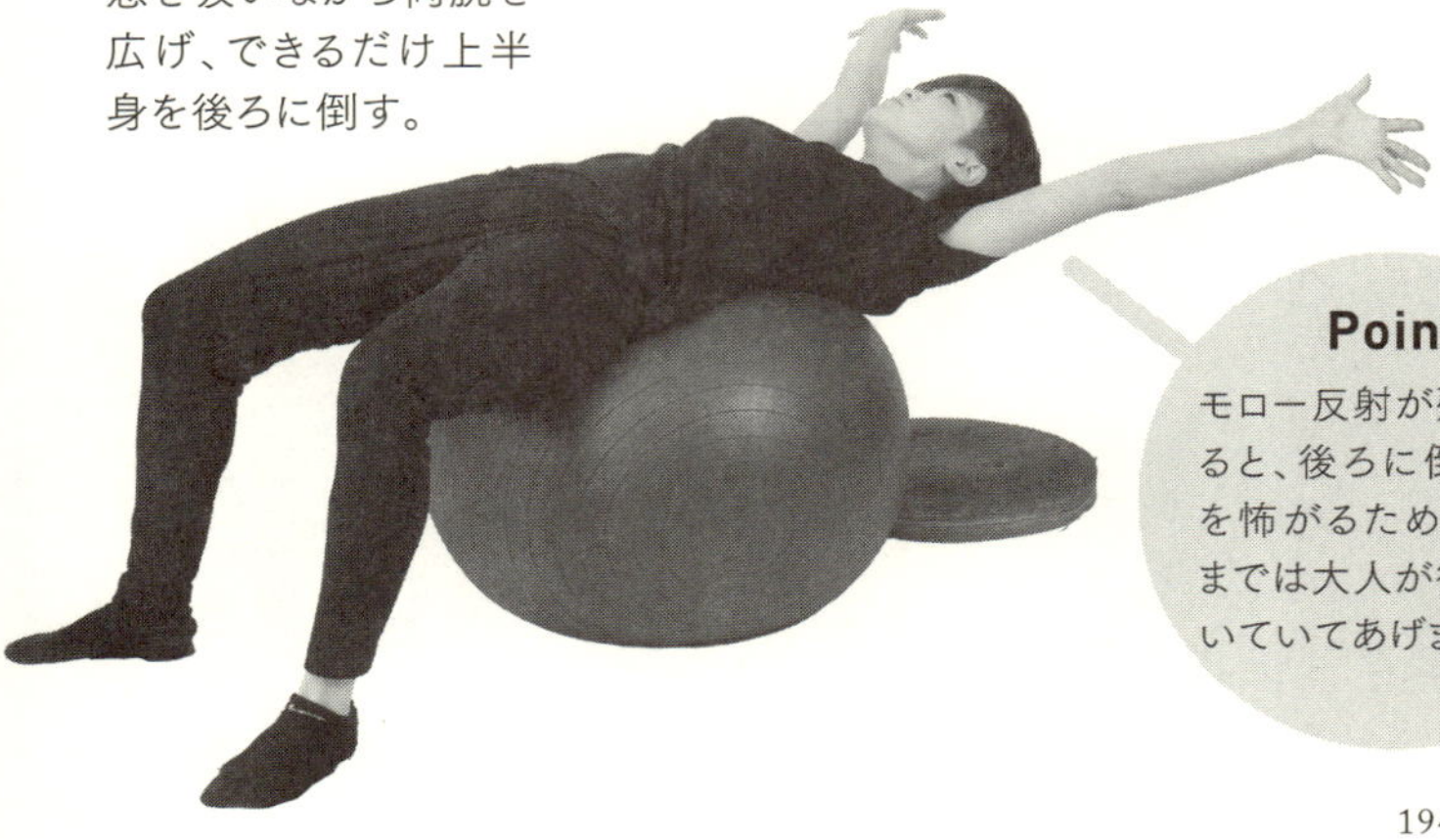

Point

モロー反射が残っていると、後ろに倒れるのを怖がるため、慣れるまでは大人が後ろについていてあげましょう。

座ってバランスをとるのが難しかったら、床に転がった状態で

できるだけ手足を縮めて丸くなる
↓
おもいっきり大きく広げる

1

仰向けに寝て、腕と脚をできるだけ近づける。可能なら、両腕・両脚を交差させ、近づける（丸くなる）と効果的。床から頭を離して膝を曲げ、背中を丸めるようにして5秒間息を止める。

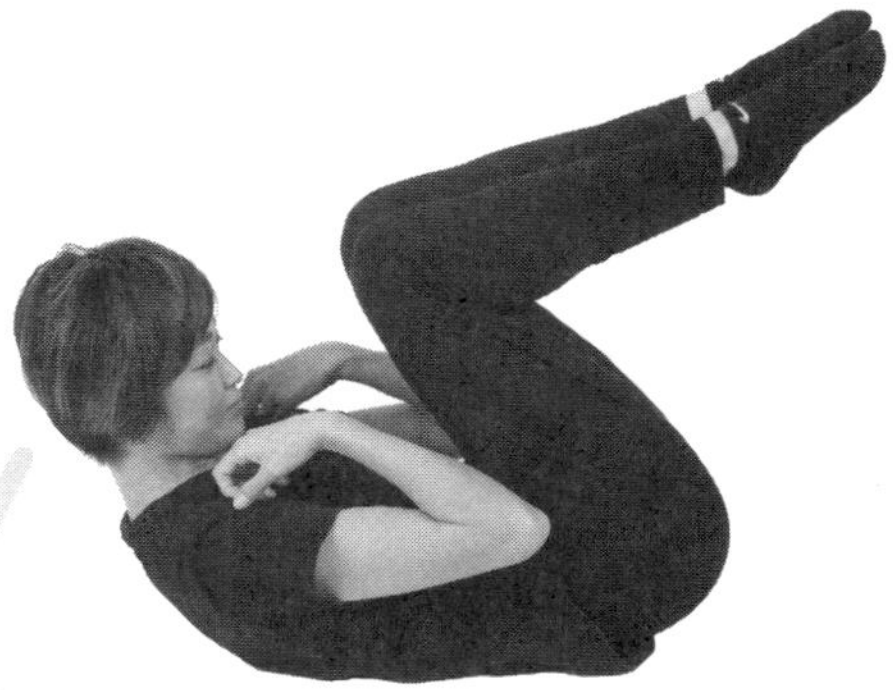

Point
頭を丸めるときはおへそを見るようにしましょう。

Point
足は伸ばせるだけ遠くに伸ばすようにしましょう。

2

息を吸いながら、両腕と両足をできるだけ大きく伸ばす。

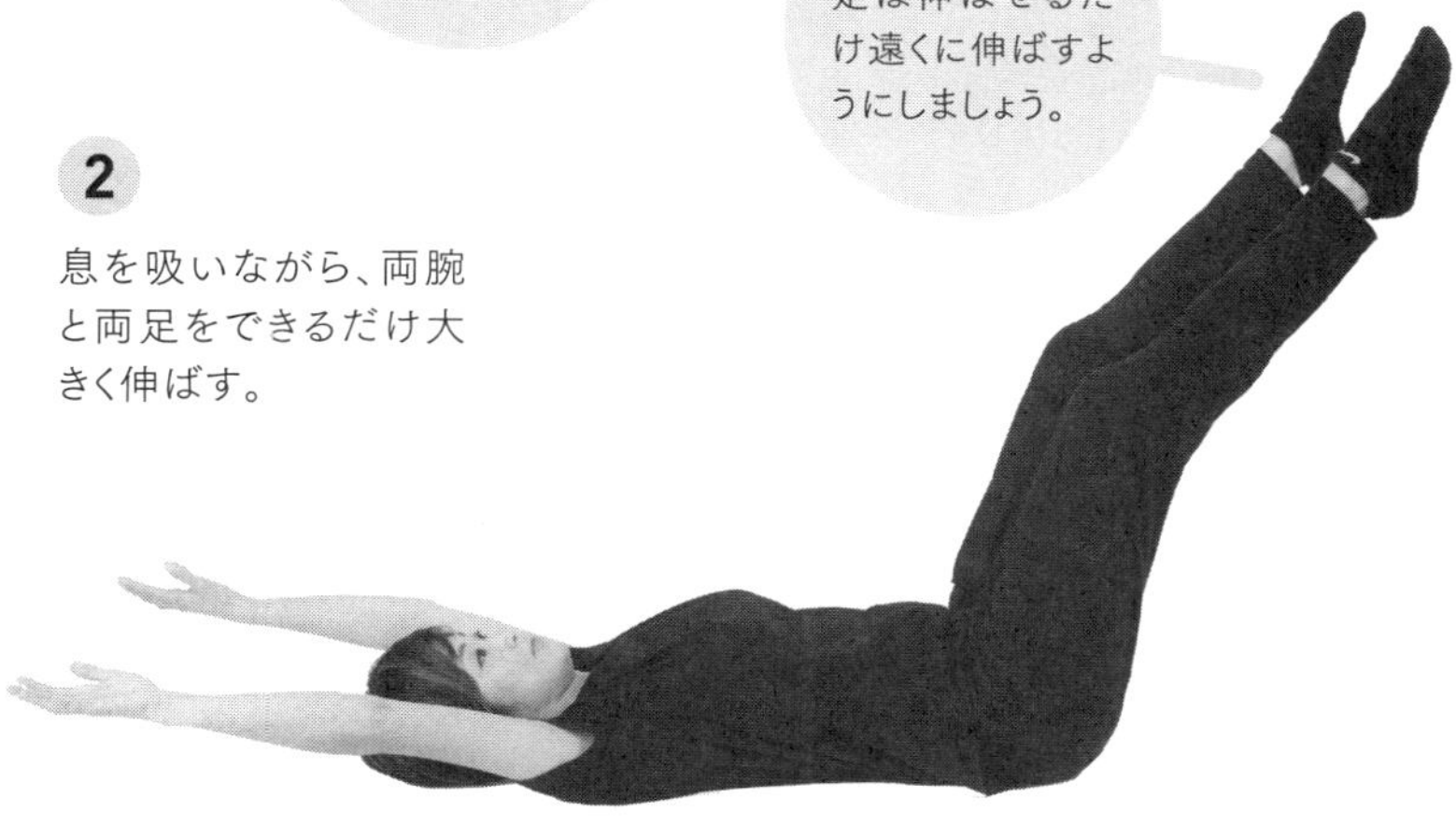

緊張性迷路反射《（TLR）》をとる

緊張性迷路反射が残っている子は、バランス感覚が悪く、頭が前後に動くたびに筋肉の緊張度が変化するため、黒板とノートや教科書を交互に見ることが苦手になるなど、学習やスポーツにも影響が出ます。この反射をとることで、授業に集中できるようになります。

ポップコーン

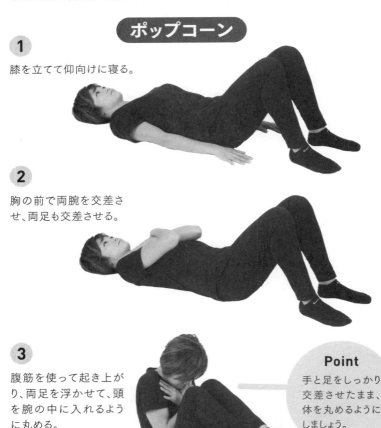

1

膝を立てて仰向けに寝る。

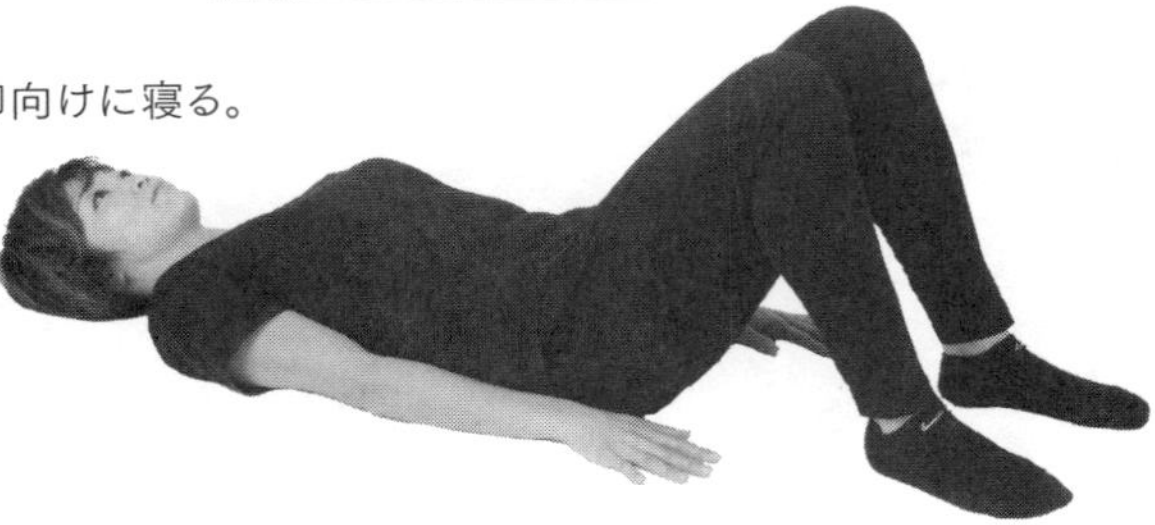

2

胸の前で両腕を交差させ、両足も交差させる。

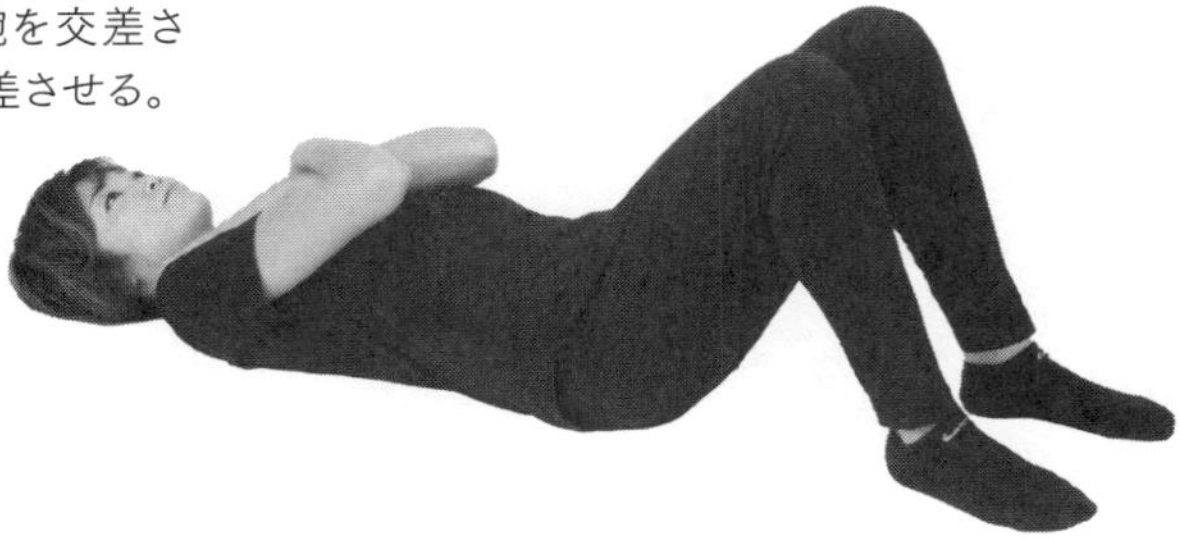

3

腹筋を使って起き上がり、両足を浮かせて、頭を腕の中に入れるように丸める。

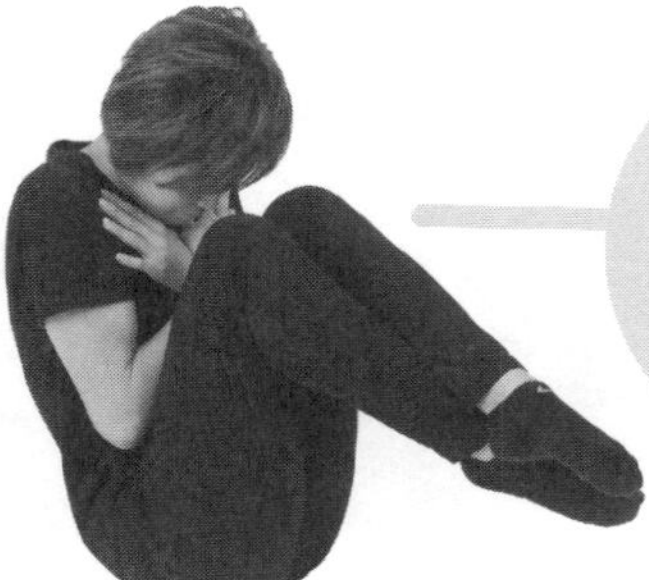

Point

手と足をしっかり交差させたまま、体を丸めるようにしましょう。

ランドウ反射をとる

本文では紹介していませんが、ランドウ反射が残っている子は、バランス感覚が悪く、上下肢の筋肉の協調した動きが苦手です。ポップコーンの動きと合わせてエクササイズしてみましょう。なお、「スーパーマン」は、脊髄ガラント反射、TLRにも効果的です。

スーパーマン

1

うつぶせに寝る。

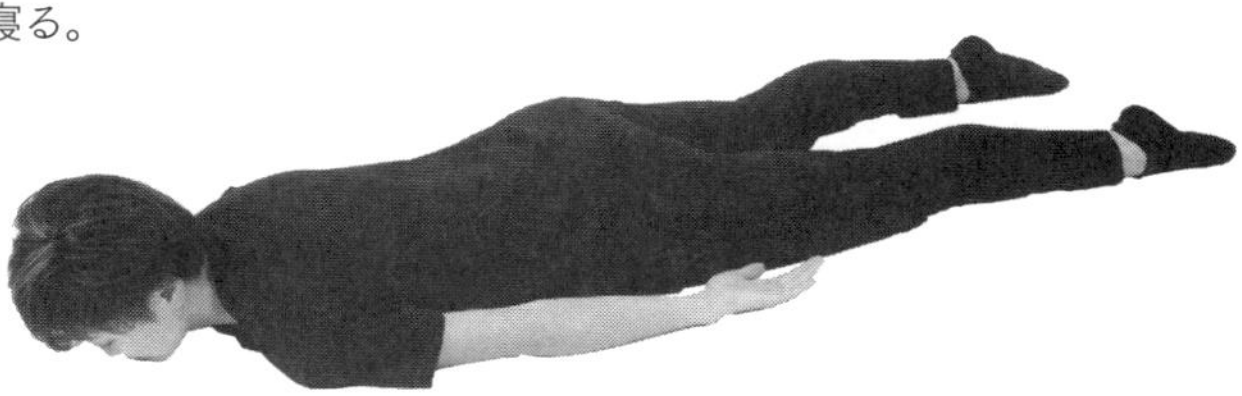

2

スーパーマンが空を飛ぶように、両手と両足を床から浮かせて伸ばします。

Point

背中をそらすように意識して、フラフラしないように、手足はできるだけ遠くに伸ばしましょう。

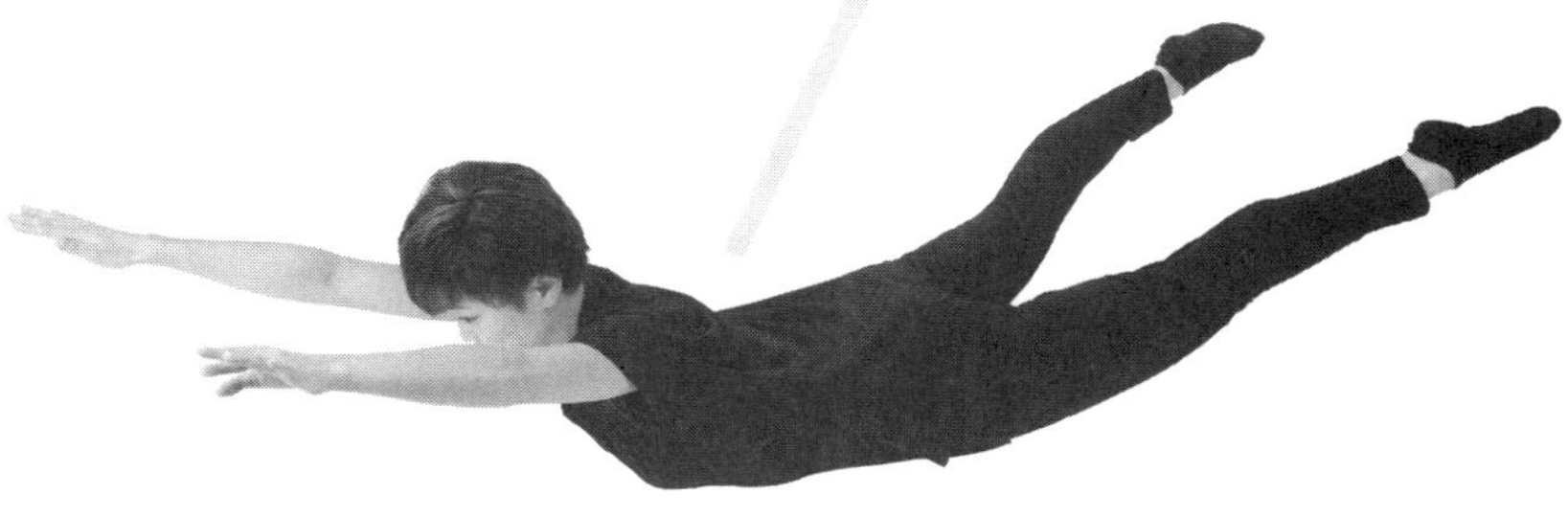

脊髄ガラント反射をとる

脊髄ガラント反射が残っていると、落ち着きがなく多動気味で、姿勢が悪く、おねしょが治らないことがあります。この反射がとれると、落ち着いて行動できるようになり、椅子にしっかり腰かけるなど、姿勢もよくなります。

スノーエンジェル

1

仰向けに寝て、両腕を上に伸ばす。

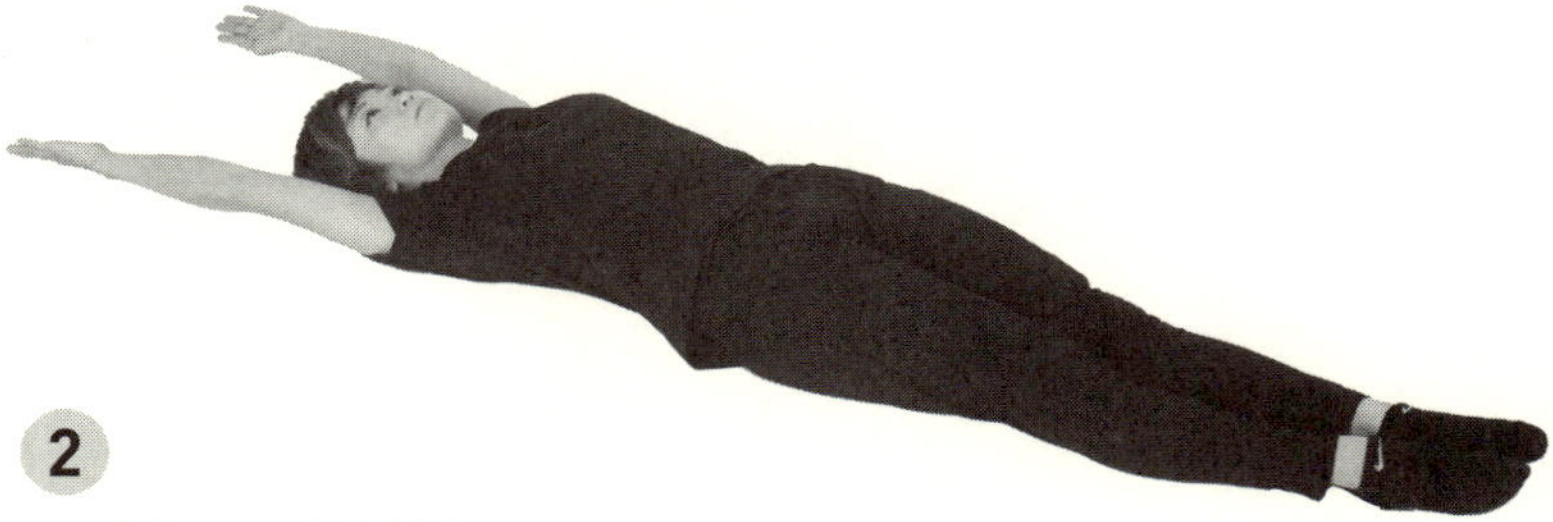

2

そのままゆっくり両腕を外側に広げ、同時に両足も外側に広げていく。

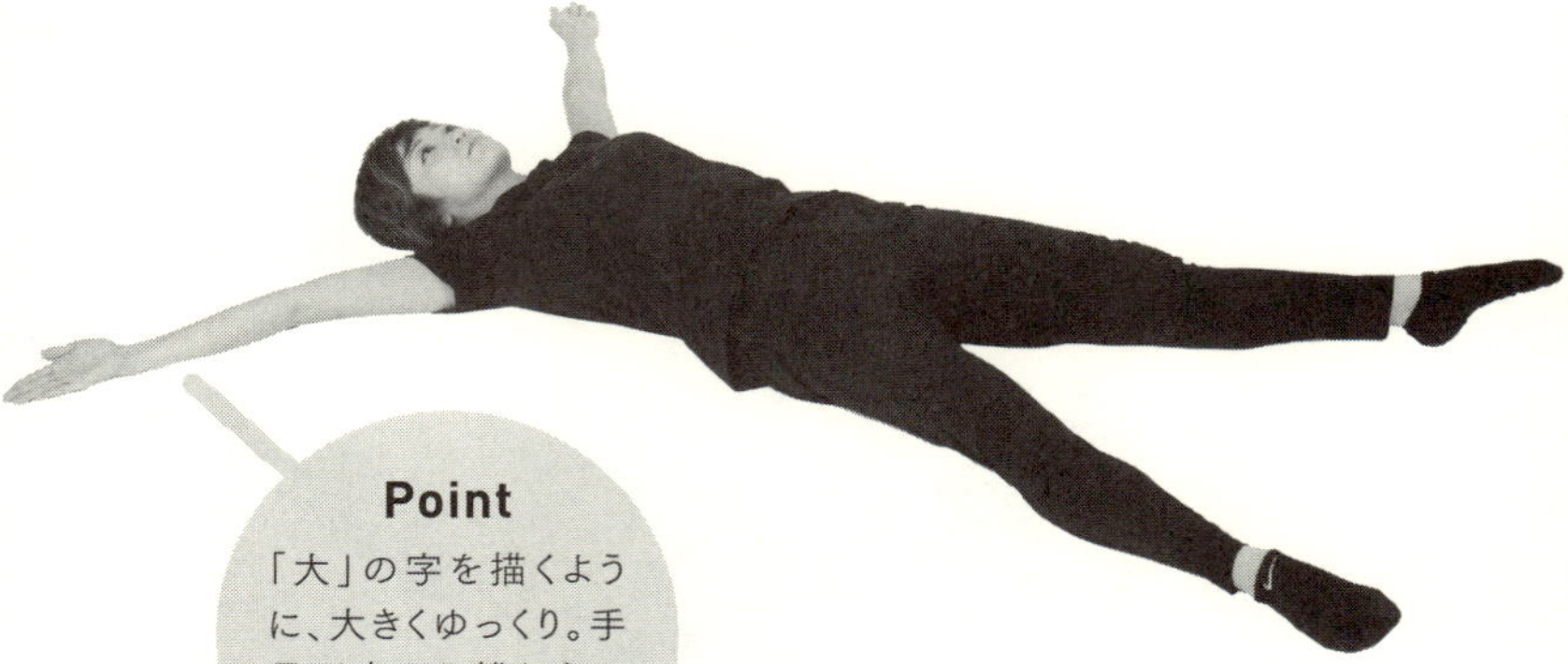

Point

「大」の字を描くように、大きくゆっくり。手足が床から離れないようにしましょう。

（STNR）
対称性緊張性頸反射をとる

この反射が残っていると、上半身と下半身の動きが連動しなくなるため、姿勢が悪くなります。机に向かって本を読んでいるときに手で頭を支えたくなる、足の伸ばして座るのが苦手で、膝を曲げたくなるなどの特徴があり、文章の読み書きも苦手です。反射がとれると、姿勢がよくなり、集中して机に向かえるようになります。

ネコのストレッチ

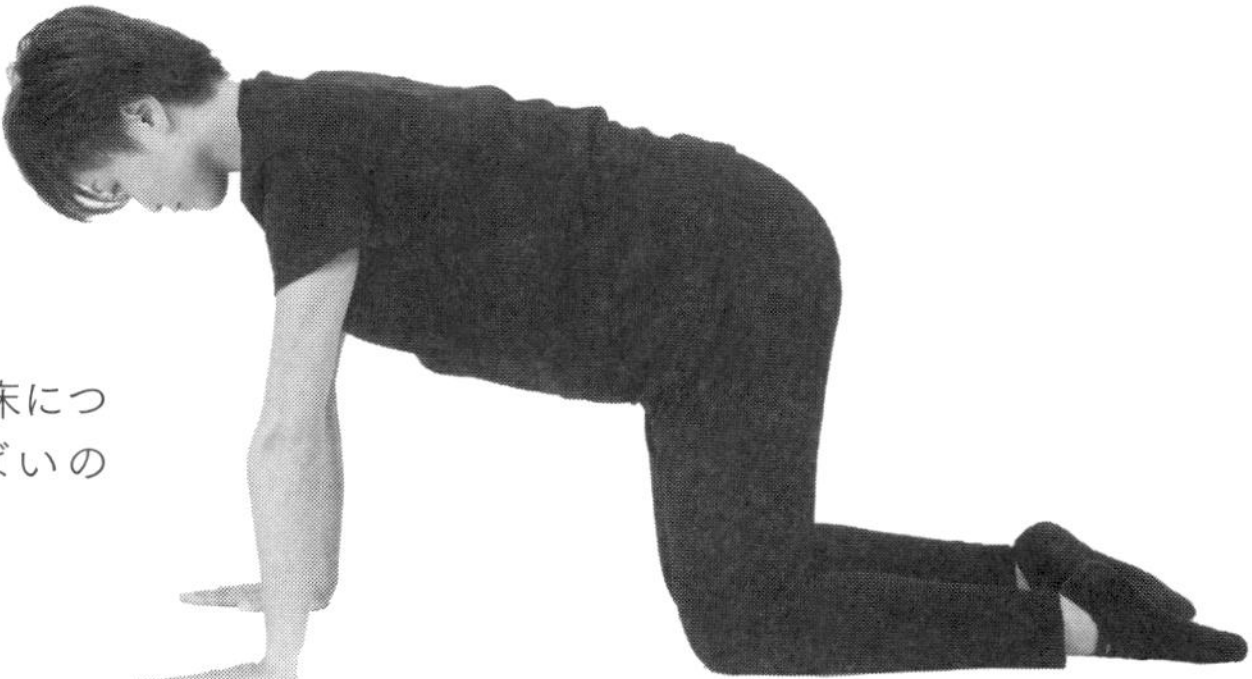

1

両手両足を床につき、よつんばいの姿勢になる。

2

頭を体の中に収めるようにしながら、ゆっくりお尻をかかとに近づけていく。

Point

背中は丸めすぎず、また沈めすぎないように注意しましょう。

Point

腕やひじはしっかり伸ばしましょう。

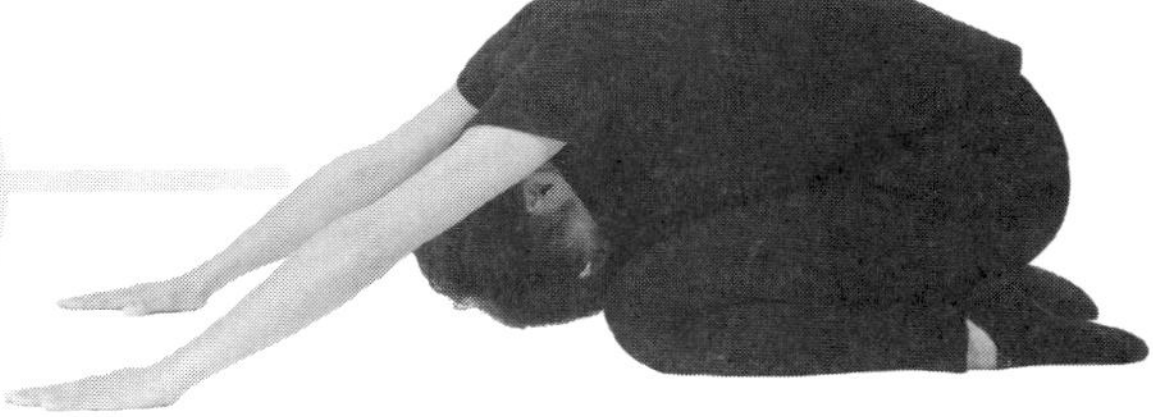

非対称性緊張性頸反射《（ATNR）》をとる

首が左右のどちらかを向くと、そちら側の手足が伸び、反対側の手足が曲がる反射。これが残っていると、右手で文字を書くと右足が伸びるなど、「態度が悪い」印象を与えます。また手書きが難しい、音読が苦手、食べ散らかしが多いなどの特徴があります。この反射がとれると、姿勢がよくなり、読書や読み書きがスムーズにできるようになります。

馬の体操

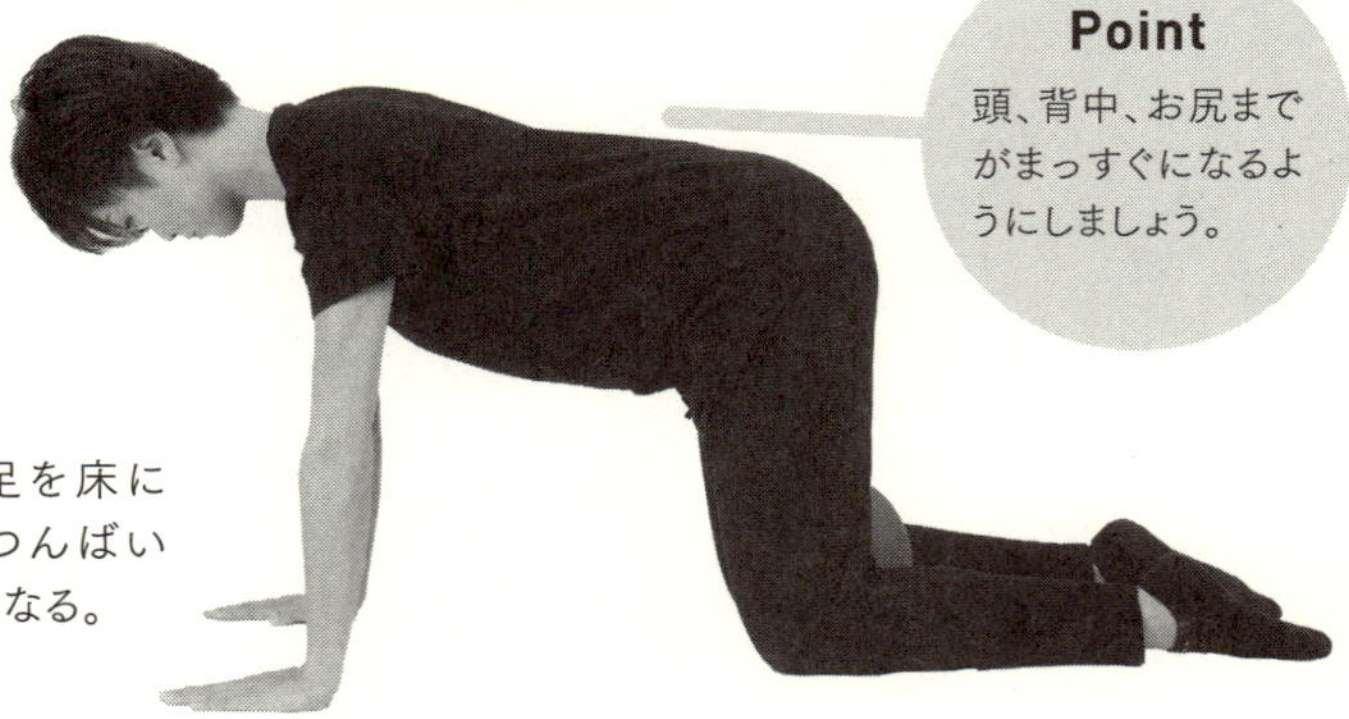

Point
頭、背中、お尻までがまっすぐになるようにしましょう。

1
両手両足を床につき、よつんばいの姿勢になる。

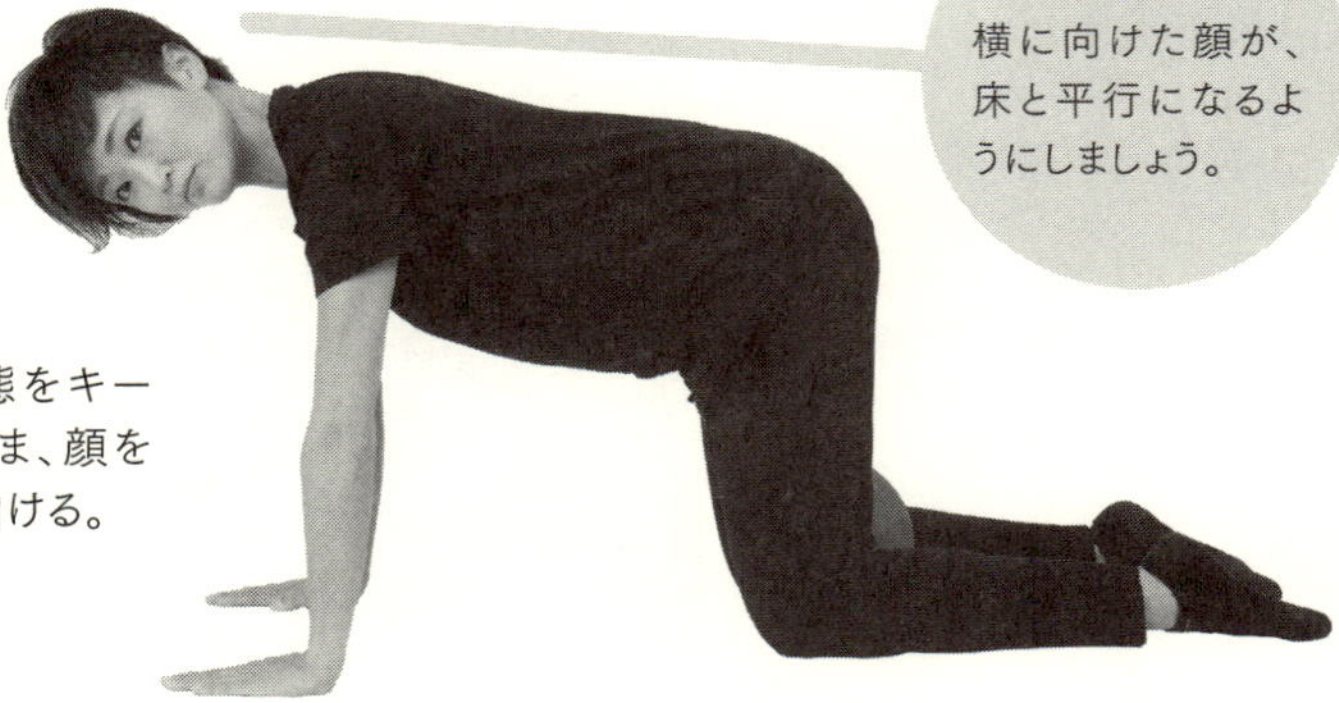

Point
横に向けた顔が、床と平行になるようにしましょう。

2
1 の状態をキープしたまま、顔を左側に向ける。

3

2 の状態をキープしたまま、上半身を揺らすように前後に動かす。
5〜10回揺らしたら、顔を反対側に向け、同様に5〜10回揺らす。

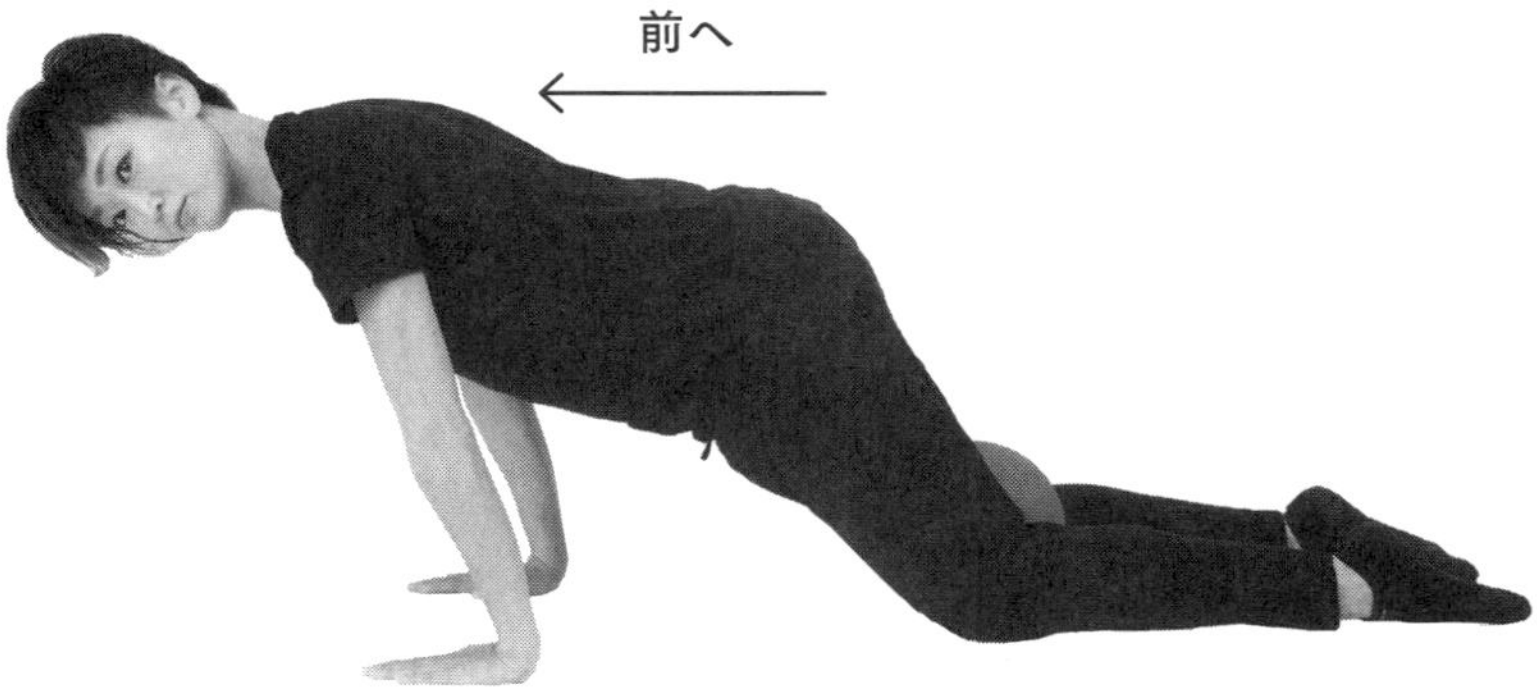

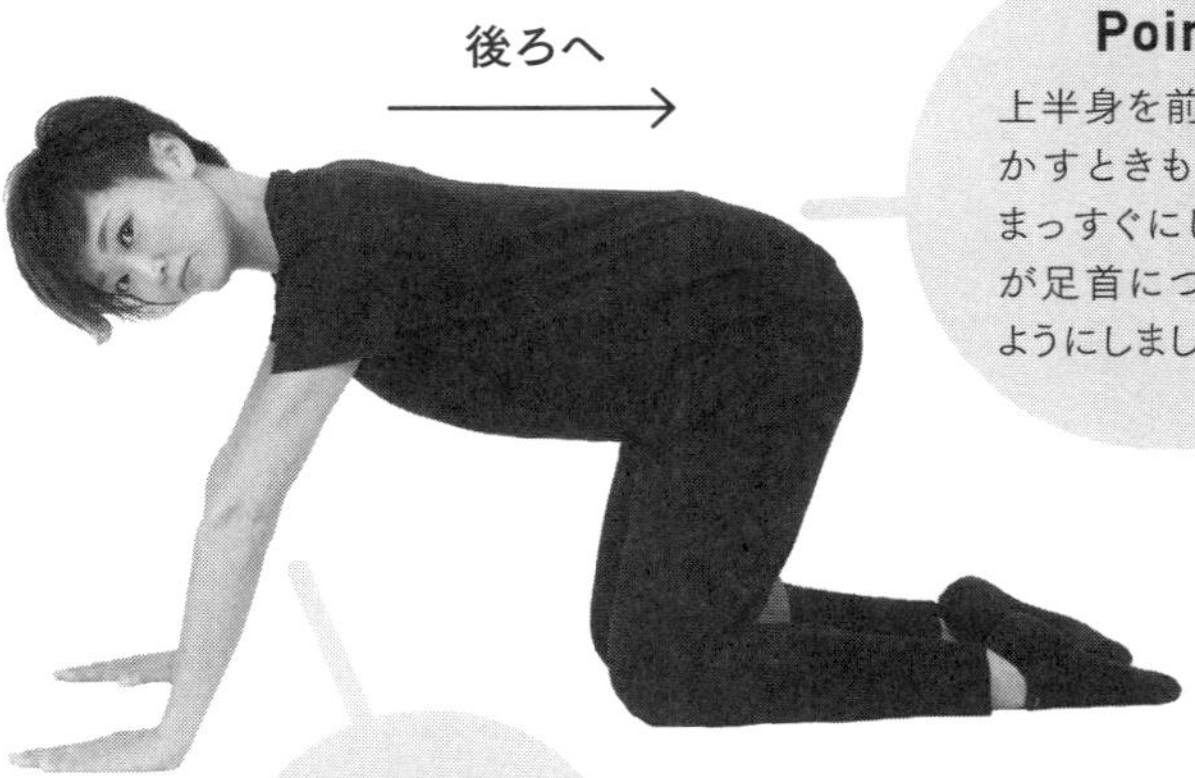

Point
上半身を前後に動かすときも背中はまっすぐにし、お尻が足首につかないようにしましょう。

Point
ひじが曲がらないように注意しましょう。

おわりに

「副腎ケア習慣」で親子でハッピー

ここまで、お子さんの困った症状から、考えられる原因と、その対処法についてお話ししてきました。

でも、私たちがいちばんお伝えしたかったのは、それだけではありません。もちろんお子さんの問題を解決することは大切ですが、いちばんは、子どもの自己肯定感を上げること。お母さんお父さんに子育てを楽しんでもらうことです。

子どもの落ち着きがない、集中力がない、何度言ってもわからない、勉強ができない、いつも同じ間違いばかりする、不安になりやすい、学校に行きたがらない、おねしょが治らないなどなど。親が子どもについ怒りたくなってしまうようなこれらのことが、実は子ども自身のせいではないとわかったら、どうでしょう？

「なーんだ、そういうことだったのか」「この子の性格の問題じゃないんだ」「私の育て方が悪かったわけじゃないんだ」とわかるだけで、すごくラクになりませんか？

そうとは知らずに子どもを叱り続けたり、短所を指摘し続けてしまうと、どうなるでしょうか。

子どもは「僕（私）はダメなんだ」「どうせ何をやってもできないんだ」と受け止め、社会に出てからも自信がない、新しいことに挑戦しない、自己肯定感の低い人間になってしまいます。それがいちばんの問題です。

親から浴びせられる言葉の影響力は、とてつもなく大きいものです。

親がムダにお子さんを怒らないで済むこと。ほかに原因があるのではと思えること。それだけで、親子はラクにハッピーになれるのです。

私たちはクリニックで、患者さんをほめたり、笑わせたりすることが多いのですが、これは言葉がけ一つで、患者さんの回復がグンとよくなることがあるからです。

外来にいらっしゃる副腎疲労の患者さんの中には、泣いていたり、眉間《みけん》にしわを寄せていたりする人もいます。だからこそ、まずは治療より、薬より、笑わせることがプレゼントだと思っているのです。

そのうえで、まだ患者さん自身も気づいていないご自身の素晴らしいところをほめます。決して否定語は使いません。

グルテンフリーやカゼインフリーを続けているとおっしゃれば、「すごいなあ。本当にやってるの？」「まだ続いているの？　普通はなかなかできないよ」などと言います。そうすると、大人も子どもも年齢を問わず、皆さん照れながらも嬉しそうにしています。

こんなふうに患者さんを心からほめられるのは、私自身が副腎疲労で苦しんでいたから、継続することや良くなるために努力することの大変さがわかっているからです。

今までお子さんに注意してばかりいたお母さん、お父さん、断言できます。今日からあなたは変われます！

先日もクリニックで、「息子が水をこぼしただけで怒ってしまう自分が嫌なんです」というお母さんがいました。

「じゃあ、どんなお母さんが理想ですか？」と聞くと、「いつもニコニコしていて、子どもたちに美味しい食事を作り、夫ともケンカをしないようにしたい」とおっしゃいます。そのときの会話はこうです。

「息子さんが水をこぼしたとき、その理想のお母さんだったら、どうしますか?」

「子どもを責めず、さっと拭いて終わりにします」

「じゃあ、もう、それできるじゃないですか! 3回に1回でいいから、その振る舞いを今日から始めましょう」

そうです。理想の自分がどう振る舞うかわかっているなら、今日から始めればいい。理想の自分というゴールに向かって頑張るのではなく、今日から、そのゴールから始めればいいのです。その振る舞いが、今までのあなたの振る舞いよりも増えてくれば、理想のあなたは本当のあなたになります。

これはただの精神論ではなく、副腎ケアの「ブレインマネジメント」です。

副腎疲労を治すためにも、脳をいかに上手に取り扱うかのトレーニングが大事ですが、お子さんのことで頭がいっぱいになってしまっている親御さんにも、ブレインマネジメントが必要だと痛感しています。

純粋に、脳は習慣が好きなので、習慣化されたものは無意識にできるようになります。毎日の振る舞いを変えていけば、それが当たり前になります。

だから、理想の振る舞いをとにかく始めてしまうこと！　それが定着すれば、そちらのほうが心地よくなります。

苦労して理想の自分を手に入れる必要はなくて、「選んで振る舞う」だけです！「私は自分を変えられない」と悩むのではなく、「好きな自分を選んで振る舞う」のです。

お母さん、お父さんが今日から変わり、お子さんの「言っても直らない」への理解を深めることで、今日から子育ては楽しくなっていくでしょう。

スクエアクリニック副院長　本間龍介

著者紹介

本間良子　スクエアクリニック院長。日本抗加齢医学会専門医、米国抗加齢医学会フェロー、米国発達障害児バイオロジカル治療学会フェロー、日本医師会認定産業医、日本内科学会会員。聖マリアンナ医科大学医学部卒業後、同大学病院総合診療内科入局。副腎疲労の夫をサポートした経験を活かし、米国で学んだアンチエイジング医学を用いた栄養指導も行っている。
共著に『老化は「副腎」で止められた』『ボケない人がやっている脳のシミを消す生活習慣』(ともに小社刊)等。
スクエアクリニック
https://www.squareclinic.net/

本間龍介　スクエアクリニック副院長。医学博士。日本抗加齢医学会専門医・評議員、米国抗加齢医学会フェロー、米国発達障害児バイオロジカル治療学会フェロー、日本医師会認定産業医、日本内科学会会員。聖マリアンナ医科大学医学部卒業。同大学大学院医学研究科修了。自身が原因不明の重度の疲労感に苦しんだことをきっかけに、アドレナル・ファティーグ（副腎疲労）の提唱者であるウィルソン博士に師事。日本で最初に副腎疲労外来を開設し、診療と副腎ケアの普及に日々尽力している。

やる気《き》がない！落《お》ち着《つ》きがない！ミスが多《おお》い！
子《こ》どもの「言《い》っても直《なお》らない」は副腎疲労《ふくじんひろう》が原因《げんいん》だった

2019年12月1日　第1刷

著　者　本間良子《ほんまりょうこ》
本間龍介《ほんまりゅうすけ》
発行者　小澤源太郎

責任編集　株式会社 プライム涌光
電話　編集部　03(3203)2850

発行所　株式会社 青春出版社
東京都新宿区若松町12番1号 〒162-0056
振替番号　00190-7-98602
電話　営業部　03(3207)1916

印刷　共同印刷　　製本　大口製本

万一、落丁、乱丁がありました節は、お取りかえします。
ISBN978-4-413-23140-4 C0047